よくわかる
肛門外科手術マニュアル

辻仲病院柏の葉 肛門外科部長　赤木一成 著
辻仲病院柏の葉 院長　辻仲康伸

中外医学社

推薦の序

辻仲病院の肛門外科手術マニュアルが，このたび書籍化される運びとなった．

本書は肛門外科に興味を抱き，飽きることなき情熱で先人の業績を受け継いだ外科医が，さらに新しい視点で手術原理や要点を展開したユニークな基本手術マニュアルである．

本書では日常の臨床において最も重要な肛門疾患である痔核・痔瘻および裂肛について，基本的手術手技の詳細や合併症の予防のみならず，いかに患者さんの満足を得るかという工夫についても書かれている．

また本書には著者独自のタッチで描かれたオリジナルのイラストも豊富に用意されており，画像と平易な文章で初心者でもリアルに学ぶことができる．

本書の土台となった膨大なメモのひとつひとつが，著者の研鑽と天与の才を経て結実し，輝くような肛門外科手術書の新たな地平を開拓した．

この書が肛門外科診療を手がける外科医の実践に役立つことを願うものである．

2011年9月

辻仲病院柏の葉　院長・理事長
辻仲康伸

はじめに

　筆者が所属する辻仲病院は大腸肛門科の専門病院であり，年間4000件の肛門外科領域の根治手術を行っている（血栓切除や切開排膿などの緊急処置を加えると7000件近い）．
　これは全国でも1〜2位をあらそう圧倒的な数である．

　筆者が辻仲病院で肛門外科の修行を開始してから約10年が経過した．
　この間に辻仲院長や兄弟子たちから多くの知識や技術を伝授していただき，週1日の研究日には全国各地10箇所以上の専門病院に通って勉強させていただいた．
　これらを記録した1000枚近いメモは，筆者の宝になっている．

　このメモをベースとして，筆者が術者を担当した5000例の根治手術の記録や，学会・文献から得た知識を記したファイルを加えていったところ，今ではこれらの記録は膨大な量となっている．

　肛門外科医として一人前になるには，数多くの修得すべき術式がある．
　この膨大な記録からそれぞれの術式におけるポイントを抽出し，このポイントに自作イラストを加えてマニュアル化する作業を行っており，これを「肛門外科手術マニュアル」と呼んでいる．

　本書ではこのマニュアルから，行われる頻度の高い7つの術式および処置をとりあげ，手術のポイントおよびそれを裏付ける理論について解説をこころみた．
　「理詰めの手術」と「見よう見まねの手術」の違いを感じていただければ幸いである．

2011年9月

辻仲病院柏の葉　大腸肛門外科
赤木一成

目　次

肛門外科領域の術式一覧 ……………………………………………………………………… 1
肛門疾患の手術前に大腸内視鏡検査を ……………………………………………………… 3

Part 1　痔核結紮切除術 …………………………………………………………………… 5

1-1　痔核の手術適応 ……………………………………………………………………… 6
1-2　痔核結紮切除術：手術手順およびトラブル対策 ………………………………… 8

特に注意すべきトラブルとその対策
- 難治創および狭窄 …………………………………………………………… 25
- 腫れ …………………………………………………………………………… 27
- 膿瘍および痔瘻 ……………………………………………………………… 34

関連した術式
結紮切除とALTAを併用した痔核手術 ……………………………………………… 37

Part 2　後方ⅡL型痔瘻（低位筋間痔瘻）に対するlay-open法 ……………………… 41

2-1　痔瘻の手術適応 ……………………………………………………………………… 42
2-2　低位筋間痔瘻（ⅡL）に対する3つの術式の使い分け …………………………… 43
2-3　ⅡL型痔瘻のlay-open法：手術手順およびトラブル対策 ……………………… 45

特に注意すべきトラブルとその対策
- 「一次口側アプローチ」の際の一次口同定ミス ………………………… 49
- 小さいドレナージをつくったらどうなるか？ …………………………… 49
- 左右対称のドレナージをつくったらどうなるか？ ……………………… 50
- 創縁の縫合を省略したらどうなるか？　創縁に段差が残っていたらどうなるか？ 50

関連した術式
ⅡL型痔瘻にⅡH型痔瘻を合併している場合（ⅡL＋ⅡH）の対処 …………… 51

Part 3　前側方ⅡL型痔瘻（低位筋間痔瘻）に対するseton法 ……………………… 55

3-1　seton法で生じるトラブルと対処法 ……………………………………………… 56
3-2　前側方ⅡL型痔瘻に対するseton法：手術手順およびトラブル対策 ………… 59

特に注意すべきトラブルとその対策

「締め加減」および「締めなおし」に関するトラブル	64
難治化	65
遺残膿瘍	69

Part4 慢性裂肛に対する LSIS ＋裂肛ドレナージ … 75

- 4-1 裂肛の手術適応 … 76
- 4-2 LSIS と SSG の使い分け … 77
- 4-3 LSIS：open 法と blind 法どちらがいいのか？ … 78
- 4-4 LSIS ＋裂肛ドレナージ：手術手順およびトラブル対策 … 79

特に注意すべきトラブルとその対策

肛門周囲膿瘍	85

Part5 肛門狭窄に対する SSG 法 … 89

- 5-1 SSG 法で生じるトラブルと対処法 … 90
- 5-2 SSG 法：手術手順 … 91

Part6 肛門周囲膿瘍に対する切開排膿術 … 97

- 6-1 肛門周囲膿瘍：切開排膿の適応 … 98
- 6-2 切開排膿術：手術手順 … 99

Part7 血栓性外痔核に対する血栓切除術 … 105

- 7-1 血栓性外痔核の切除適応 … 106
- 7-2 血栓切除術：手術手順およびトラブル対策 … 107

特に注意すべきトラブルとその対策

左右が腫れる	108
難治創	109
血栓切除後に生じる嵌頓痔核	109

索引 … 111

肛門外科領域の術式一覧

筆者の施設で行われている肛門外科領域の術式一覧を示す（表 1）．

ここに示したほとんどすべての術式を一通り遂行できる
オールマイティの肛門外科医になるには，専門病院で本格的に修行しても最低 10 年は要するとされる．

筆者も全術式制覇を目指して修行中の身だが，まだ未修得の術式が 2〜3 ほど残っている．
さらに修得した術式の quality も極限まで高めていかなければならない．
肛門外科道を極めるべく，修行は果てしなく続く．

この一覧で示した術式の中から，本書で扱う 7 種類の術式および処置（さらに関連する 2 つの術式）を赤字で示した．
「行われる頻度は高いが，難度は高くない術式」という基準で選定した．

この赤字の術式を修得すれば，肛門外科手術が必要な患者 10 人のうち 7 人程度は対応できるようになるはず．

また ALTA および PPH については，他にすぐれた手引きが複数入手できるため，独自のマニュアルは作成していない．

表1　辻仲病院柏の葉　肛門外科における術式一覧

痔核		● 結紮切除術（関連：外痔核を切除＋内痔核をALTA） ● ALTA ● PPH ● 痔核結紮療法（マックギブニー）
裂肛		● 側方内括約筋切開術（LSIS）＋ドレナージ ● 皮膚弁移動術（SSG）
痔瘻	ⅡL型痔瘻	● 切開開放術（関連：ⅡLにⅡHを伴うⅡL＋ⅡH型痔瘻） ● seton法 ● 瘻管がきわめて長い場合のseton法 ● 括約筋温存術
	ⅡH型痔瘻	● 瘻管掻爬＋drainage形成
	Ⅲ型痔瘻	● seton法 ● Hanley法
	Ⅳ型痔瘻	● Ⅲ型痔瘻の術式＋Ⅳのdrainage形成
	複合型痔瘻	● 痔瘻が多数（3箇所以上）あるもの ● Ⅲ型やⅣ型にⅡL型・ⅡH型が合併したもの（1つの痔瘻が複雑に枝分かれしたもの）
直腸脱		● Delorme法 ● Altemeier法 ● 三輪-Gant法 ● Thiersch法 ● 直腸固定術 ● PPH（不完全直腸脱の場合） ● 硬化療法
直腸瘤		● 経肛門的縫縮 ● 後腟壁形成術 ● TVM-P（tension-free vaginal mesh） ● TVM-A＆P（子宮脱・膀胱瘤合併例）
その他の肛門疾患		● 血栓性外痔核 ● 肛門周囲膿瘍 ● 膿皮症 ● 痔瘻を合併した膿皮症 ● 毛巣洞 ● 尖圭コンジローマ ● 肛門ポリープ ● 肛門狭窄 ● 術後難治創 ● クローン痔瘻 ● ホワイトヘッド肛門 ● 直腸肛門異物・異物膿瘍 ● フルニエ症候群 ● 直腸粘膜脱 ● 直腸重積 ● 会陰裂傷 ● 直腸腟瘻

肛門疾患の手術前に大腸内視鏡検査を

われわれの施設では，肛門疾患の手術を受ける人に対して，
原則として全員に大腸内視鏡検査を勧めている．

その理由……

1. 大腸癌を見落とさないようにするため．
たとえば血便の訴えがある痔核症例に痔核根治術を行い，その後大腸癌が見つかったりすると訴訟になりかねない．

2. 潰瘍性大腸炎やクローン病などの炎症性腸疾患を見落とさないようにするため．
活動期の潰瘍性大腸炎を有する場合，これを見落として肛門の手術を行うと高率で難治化をきたす．
この場合，潰瘍性大腸炎が寛緩期の時に手術を行うのが原則．

クローン病によって生じた痔瘻や edematous な skin tag は，手術を行うと難治化のリスクがきわめて高いため，症状が軽ければなるべく手術は行わない．
苦痛が強く，本人が手術を希望する場合に限って手術を考慮する．

Part 1

痔核結紮切除術

1-1 痔核の手術適応

　痔核の手術適応は，一般に「Goliger 分類のⅢ度以上」とされているが，実際には「Ⅲ度以上」の痔核でも手術する気のない人がたくさんいる．

　手術を受ける気のない人に「Ⅲ度以上」の痔核だからと手術予約を入れても，手術をキャンセルされて予約に要した手間が無駄になったり，あとで苦情がきたりとろくなことがない．
　また一方で，Ⅱ度の痔核でも手術を受けるつもりできた人もいる．

　だから痔核の脱出が主訴できた人に対しては，進行度に関係なく3種類の選択肢（手術・ALTA・保存的治療）を示して，
「手術が一番成績が良いこと」
「ALTA は切らずに済むが一定割合で再発すること」
　などを説明した上で，患者本人に治療方針を選択させている．

　医師が決めたひとつの治療方針を押し付けるのではなく，患者本人にすべての情報を与えて，受けたい治療を決めてもらうわけである．

　これなら本当に手術を受ける気のある人だけが手術を希望するのでキャンセルされるリスクはほとんどないし，あとで苦情がくることもない．

表1　痔核結紮切除術で生じるトラブルと対処法

再発（ポイントを押さえればほぼ0にできる）
- 根部結紮部位より口側に痔核が残ることで再発する．
  痔核上極まで剥離して結紮切除する必要がある．

強い痛み（技術に加えて患者の敏感さも関係してくる）
- 創縁につっぱりが生じないようにする．
- 取りすぎ，縫いすぎ，焼きすぎを避ける．

出血（熟練者でも1%程度の出血は起こりうる）
- 歯状線より口側に切り込まなければ，大量出血はまず起こらない．
  歯状線より口側に切り込まずに済むのであれば，なるべくそうする．
- 切除幅を広くせず，縫合部位にテンションがかからないようにする．
- 根部を二重に結紮する．
- semicloseする．

瘢痕（ポイントを押さえればほとんど回避できる）
- cushionを温存する層で剥離する．

難治創・狭窄（ポイントを押さえればほとんど回避できる）
①ドレナージ不良　②tonusが高い　③anoderm（肛門上皮）の過剰切除　④前方後方正中の創という4つの発生要因がある．
- 切除幅を広くしすぎない．
- 十分なドレナージを作成する．
- 狭い場合やtonusが高い場合，ストレッチや内括約筋切開を付加．

膿瘍・痔瘻（ポイントを押さえればほぼ0にできる）
- 根部近くの縫合部位に隙間をつくらない．
  そのために切除が富士山型に幅広くならないようにする．
- 創縁にドレナージスペースを確保する．
- 難治創ができないようにする．

腫れ（誰がやっても多少の腫れは起こりうるが，腫れの出現頻度と重症度には技量差があらわれる）
- 尻テープを外して創をチェックし，腫れそうな部分を切除しておく．
- 電気メスで焼きすぎないようにする．
- 術後に腫れやすいタイプの痔核では，それに応じた対処を行う．
  特に「連続した痔核」，「前方幅広痔核」が問題となる．

1-2 痔核結紮切除術：
手術手順およびトラブル対策

▶ 手術手順

① 視野の確保
② 攻略法の決定
③ 剥離
④ 結紮・縫合
⑤ 最終チェック

▶ 特に注意すべきトラブルとその対策

難治創および狭窄
腫れ
膿瘍および痔瘻

手術手順❶ 視野の確保

図1

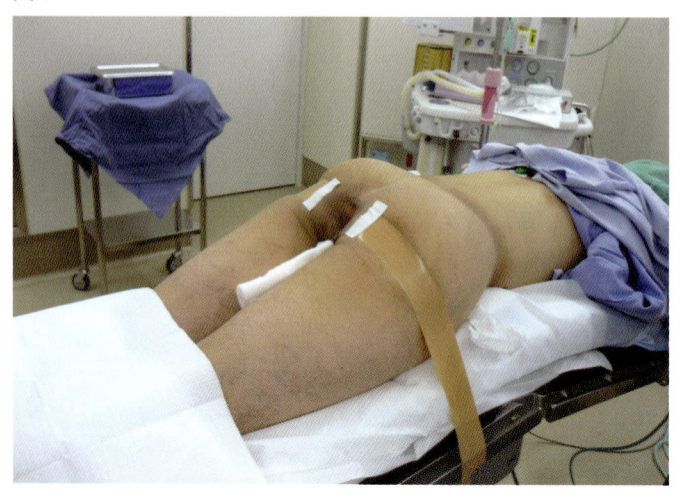

良好な視野のもとで手術を行う．

腰椎麻酔下，ジャックナイフ体位で施行する（図1）．

臀裂の深い症例では，腰の下に枕を留置した方が良好な視野を得やすい．

臀部をガムテープで左右に牽引する．

以上の処置は痔核結紮切除術に限らず，大半の肛門手術に共通して行われる．

▶ 肛門鏡の選択（図2）（経験の浅いうちは両方を併用した方がやりやすい）

筒型肛門鏡（辻仲式肛門鏡など）

　剥離時にcounter tractionがかけづらく，慣れないと切離幅が広めになりやすいという短所があるが，自然な肛門の形での痔核全体像が把握しやすいという長所があるため，切除開始時のデザイン決定や切除終了時の創の確認に適している．

ブレード型肛門鏡（宇井式肛門鏡など）

　自然な形での全体像が把握しづらいという短所があるが，counter tractionをかけやすいため剥離層が同定しやすく，切離幅が広くなりすぎるリスクも低いため，剥離操作時にはこちらを用いている．

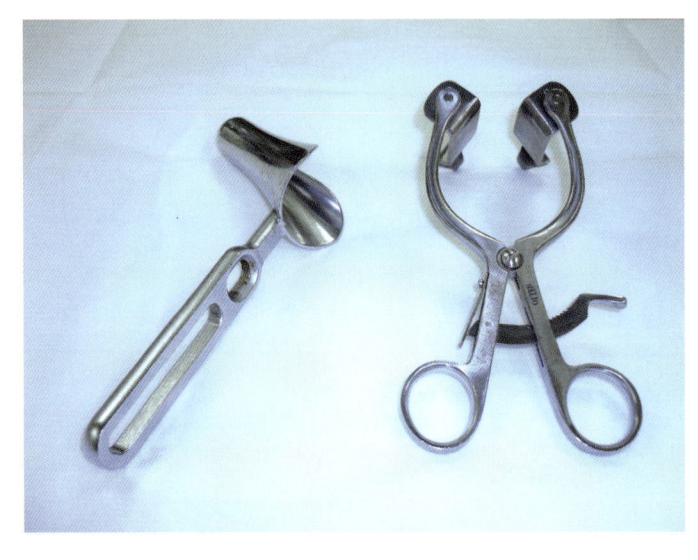

図2　筒型肛門鏡（辻仲式）：左
　　　ブレード型肛門鏡（宇井式）：右

▶ 具体的な使い分け方

　まず筒型肛門鏡で痔核の全体像を把握して「デザイン決定」を行う．
ブレード型肛門鏡でcounter tractionをかけつつ「剥離→根部結紮→semiclose」という一連の操作を行う．
　最後に再び筒型肛門鏡で「創の確認とdrainage作成」を行う．
以上の手順を，それぞれの痔核切除操作で繰り返すことになる．

手術手順❷ 攻略法の決定

痔核には内外痔核，外痔核，内痔核の3タイプがあり，それぞれ攻略法が異なる．

すべてのタイプの痔核に画一的な結紮切除術を行うと，侵襲が過剰となってしまう（切らなくていいところは切らない！）．

まず歯状線の状態を確認し，それぞれの痔核に適した攻略法を決定する．

歯状線が痔核と一緒に浮いて脱出してくる：内外痔核
歯状線が正常の位置に固定されている：外痔核，内痔核

1 内外痔核

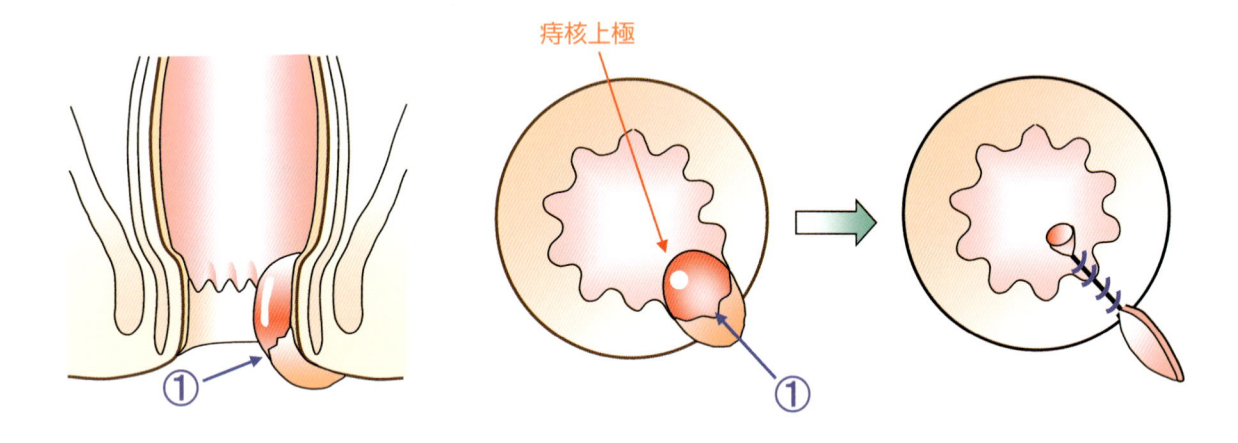

痔核上極

大半の内外痔核では，歯状線（①）が浮いて痔核と一緒に肛門から脱出してくる．

この場合歯状線を越えて痔核上極まで剥離して結紮切除術を行い，内痔核と外痔核を一塊で切除する必要がある．

2 外痔核

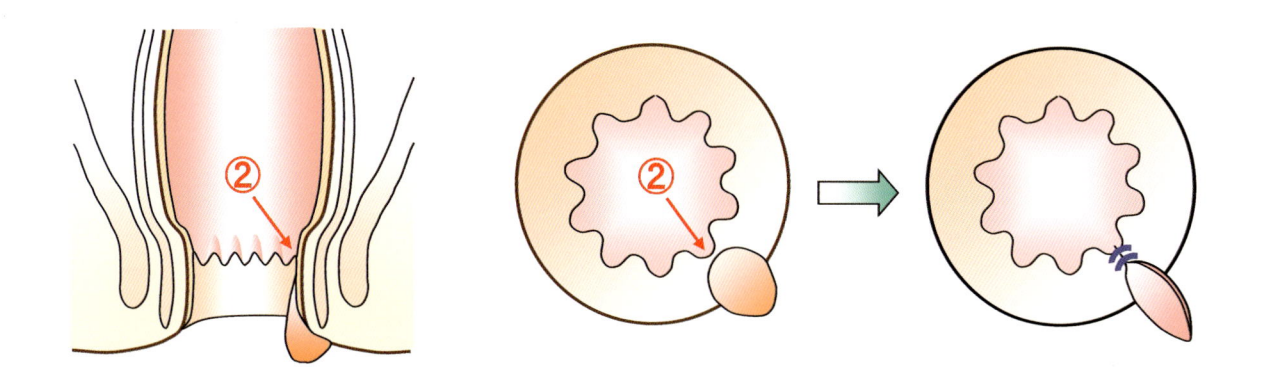

外痔核では歯状線（②）が正常の位置に固定されて脱出してこず，また歯状線より口側には痔核成分がないため，歯状線を越えて口側まで切離を進める意味はない．

この場合歯状線の直前まで切離して，根部を数針縫合すれば十分である．

切離が歯状線より奥に行かなければ，大量出血のリスクはほぼ皆無となる．

3 内痔核

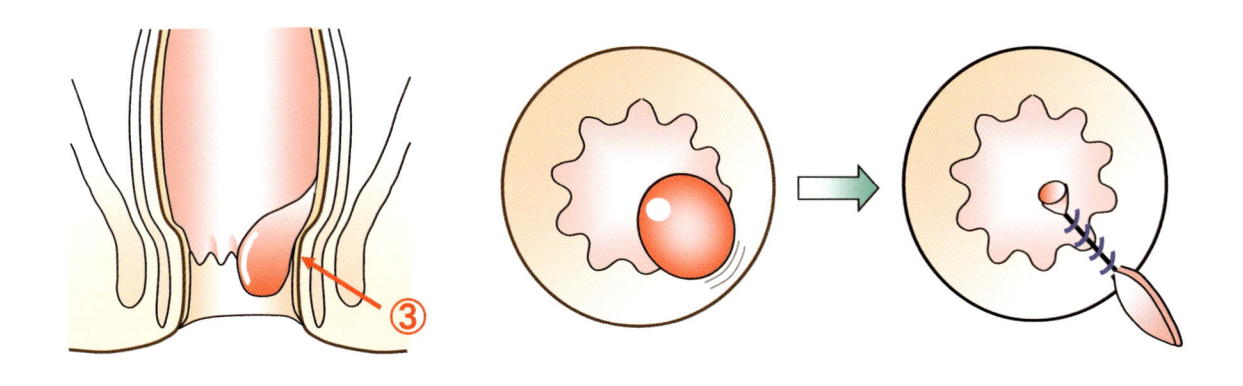

内痔核も，歯状線（③）が正常の位置に固定されている．

内痔核の場合，大きくて明らかに脱出してくるものは，内外痔核と同様に結紮切除術を問題なく行える．

anoderm の領域

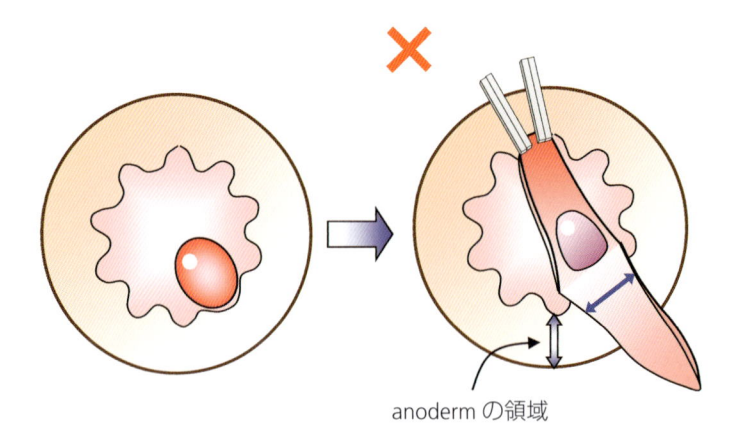

　いっぽう脱出するかどうか微妙な大きさの内痔核の場合には，不用意に結紮切除術を行わないほうがよい．

　このような場合にいつもと同じ感覚で結紮切除術を行ってしまうと，切除幅が広くなりすぎて anoderm（肛門上皮）が不足し，難治創や狭窄を生じることがある．

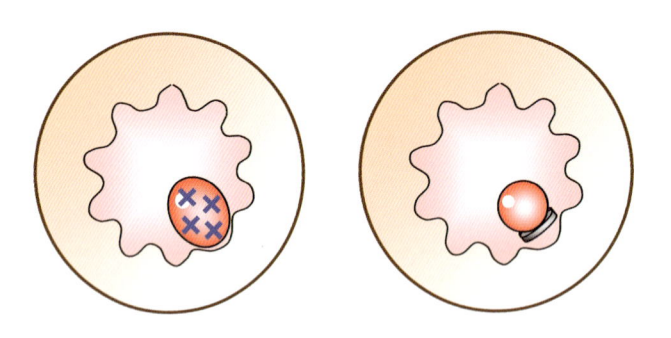

　このような場合には，無理して結紮切除しようとせず，硬化療法（ALTA）やゴム輪結紮（マックギブニー）で対処したほうが安全である．

手術手順❸　剥離

注意事項
- 括約筋を露出しない層で剥離を進める（出血・瘢痕予防）
- 肛門上皮の切離幅を広くしない（難治化・狭窄予防）
- 歯状線口側の切離幅が広がらないように（出血，膿瘍，狭窄予防）
- 痔核上極まで剥離し，痔核を口側に残さない（再発予防）
- 要は痔核を取り残さず，なおかつ必要以上に切除しないこと．

Part 1　痔核結紮切除術

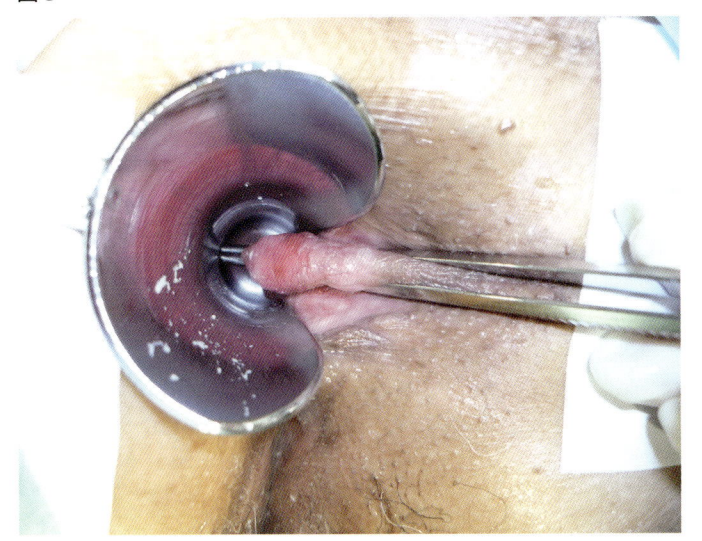

1　切除幅の決定

図3

　まず筒型肛門鏡（当院では辻仲式肛門鏡を使用している）を挿入して，切除部位のデザインを決定する．

　筒型肛門鏡を挿入した状態で，摂子で痔核を軽くはさんでみると切離すべき左右の幅が正確に確定できる（図3）．
　この状態で摂子の前面のラインに沿って，メスで浅く切開してマーキングしておけば，剥離時に切離線で迷うことがなくなる．

2　肛門縁の外側〜歯状線付着部位の剥離

図4

毛の生え際ライン

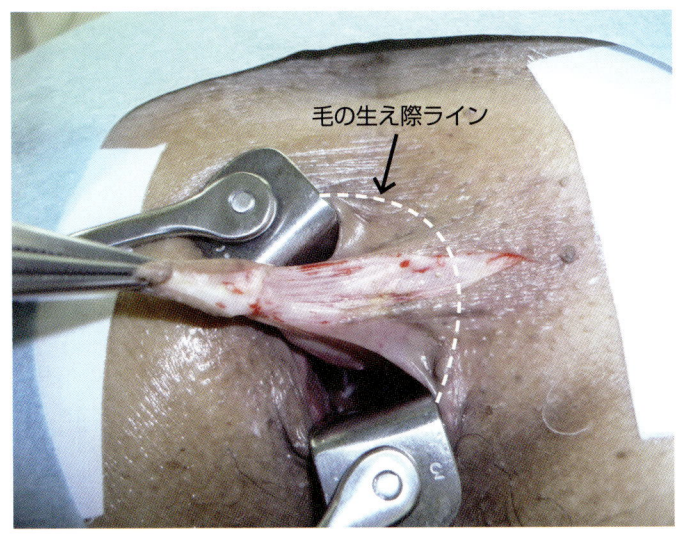

　エピネフリン加生食を痔核組織と括約筋層の間に多目に打つ．

　先述した「痔核を摂子ではさむ操作」を行うと痔核組織が容易にわかるので，正しい注入部位（痔核組織と括約筋層の間）を同定しやすい．

　よく見ると肛門周囲にリング状に毛が生えていない領域があるのがわかるはず．剥離は必ずこの毛の生え際よりある程度外側から開始する必要がある．

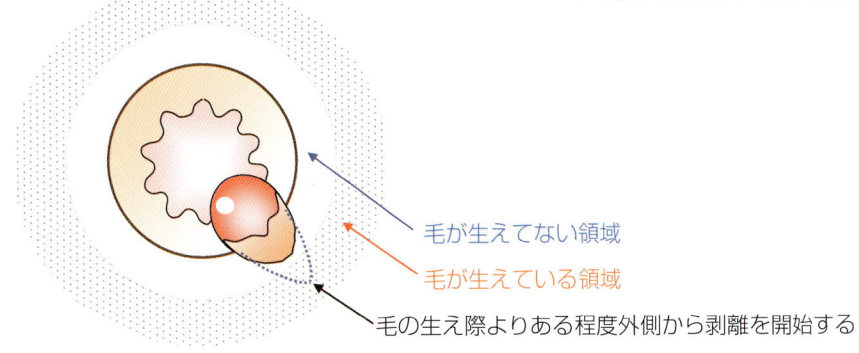

毛が生えてない領域
毛が生えている領域
毛の生え際よりある程度外側から剥離を開始する

麻酔をかけた状態では毛の生え際は肛門縁より1cm ほど外側にあるように感じられるが（図4），麻酔が切れると毛の生え際はちょうど肛門縁あたりまで引き込まれる．

よってdrainageが毛の生え際より短いと，術後にdrainageの長さが不足することになる．

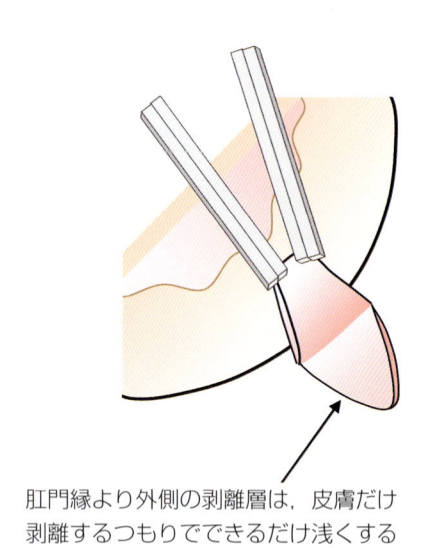

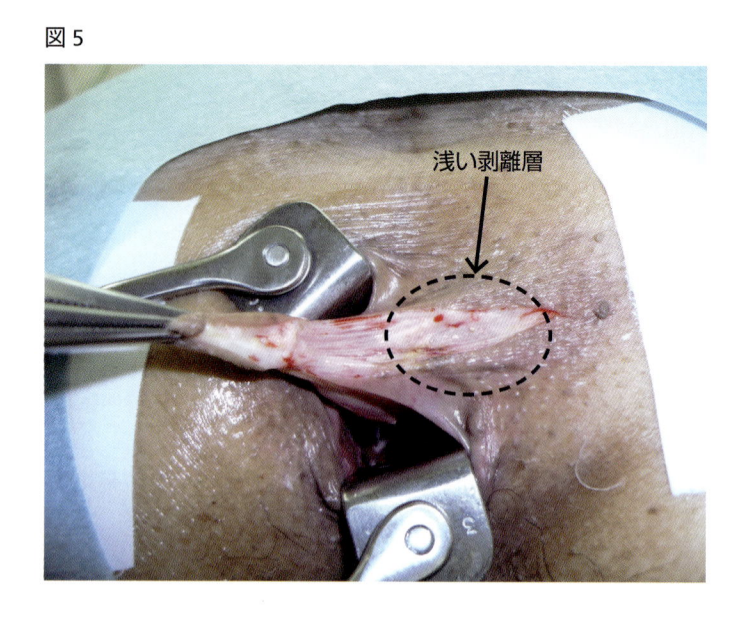

図5

肛門縁より外側の剥離層は，皮膚だけ剥離するつもりでできるだけ浅くする

浅い剥離層

この操作はブレード型肛門鏡を使用し，counter tractionをかけつつ行う（図5）．
そうしないと皮下外括約筋が皮膚と一緒につり上げられて，容易に深い層に入ってしまう．

深い層に入ると皮下外括約筋を損傷し，出血や瘢痕の原因となる．

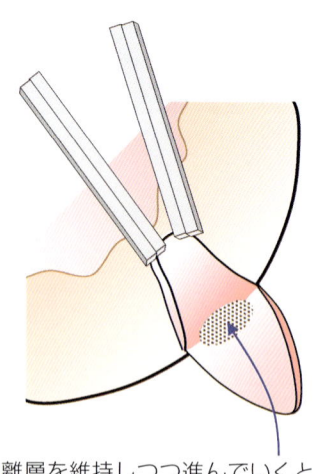

図6

浅い剥離層を維持しつつ進んでいくと，肛門縁あたりから疎な組織が見えてくる

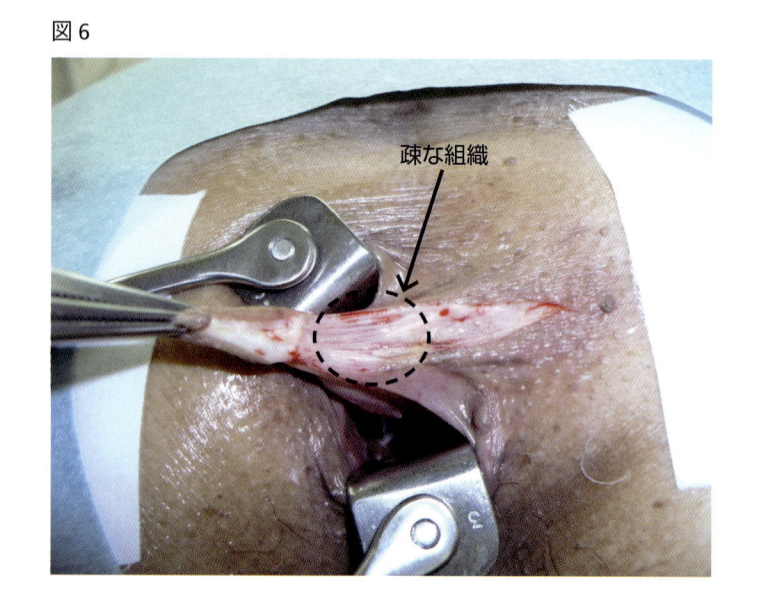

疎な組織

疎な組織（図6）を出すには，あらかじめエピネフリン加生食が十分に注入されている必要がある．

Part 1 | 痔核結紮切除術

この疎な組織は指で鈍的に剥離することができる．
この疎な組織を筋層側（皮下外括約筋および内括約筋）に押し付けるようにして鈍的剥離を進めていく．

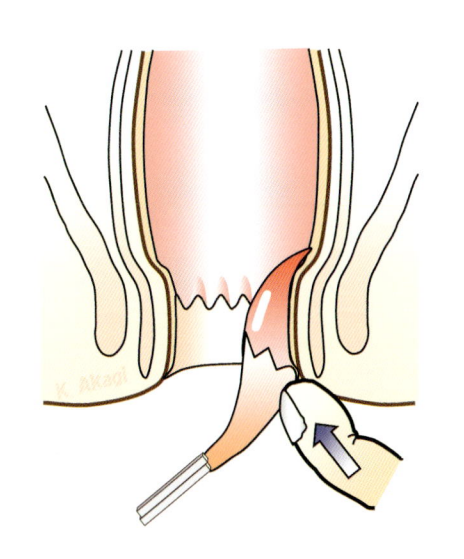

図7

疎な組織を筋層側に押し付けるように

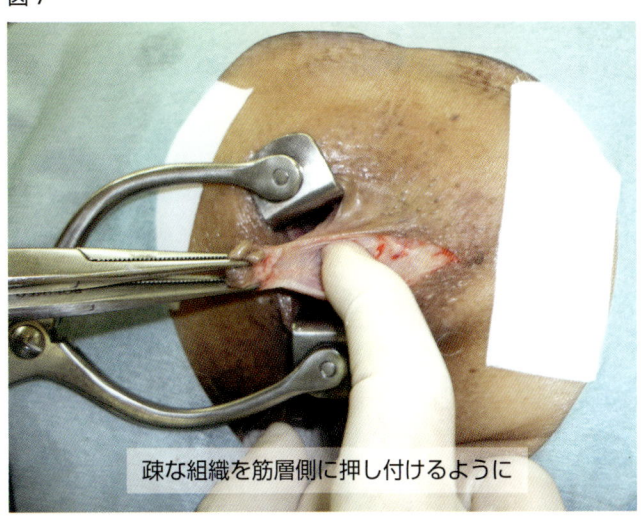

通常ここは鋭的剥離で進んでいくところだが，慣れないうちは鋭的剥離で正しい層を確実に出すのはなかなか難しいものである．
ここまでに示した手順を行うことで，正しい剥離層を確実に出すことができるようになるはず．

図8

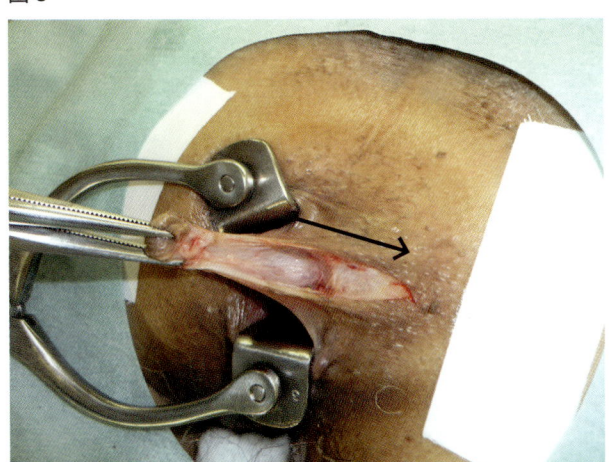

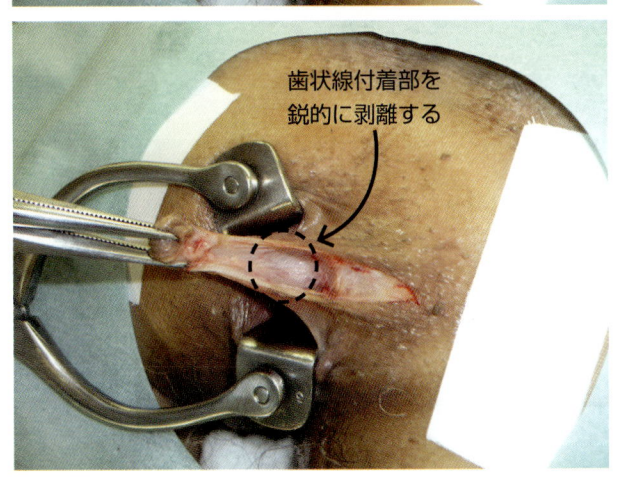

正しい層で剥離されれば，皮下外括約筋および内括約筋の上に結合織がかぶった状態になる．
（図8の矢印の範囲）

誤った層で剥離を進めてしまうと，筋層に切り込んで出血したり，のちに硬い瘢痕を形成することになる．
治癒遷延のリスクも高くなる．

鈍的剥離を口側に向かって進めていくと，歯状線付着部のところでこれ以上鈍的に進めなくなる．
（歯状線の位置は裏側から見て確認できる）

歯状線付着部は下部の組織に癒着して鈍的剥離できない場所なので，ここを鋭的に切離する．

歯状線付着部を鋭的に剥離する

3 歯状線付着部〜痔核上極の剥離

　歯状線付着部を鋭的に切離すると，pedicle が手前に伸びて内括約筋が付着しているのが見えてくる（図9）．

　※歯状線より肛側と異なり，歯状線より口側では内括約筋が必ず見えてくる．

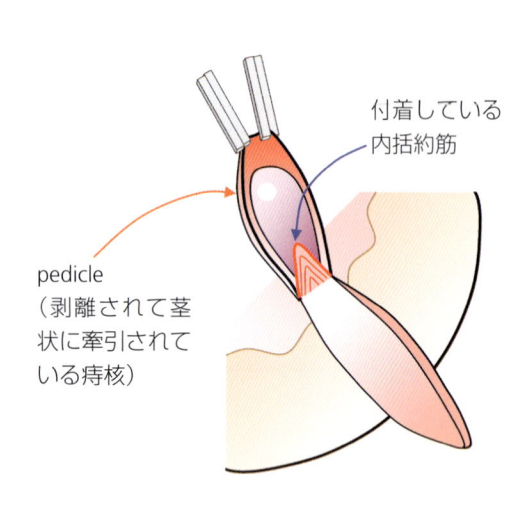

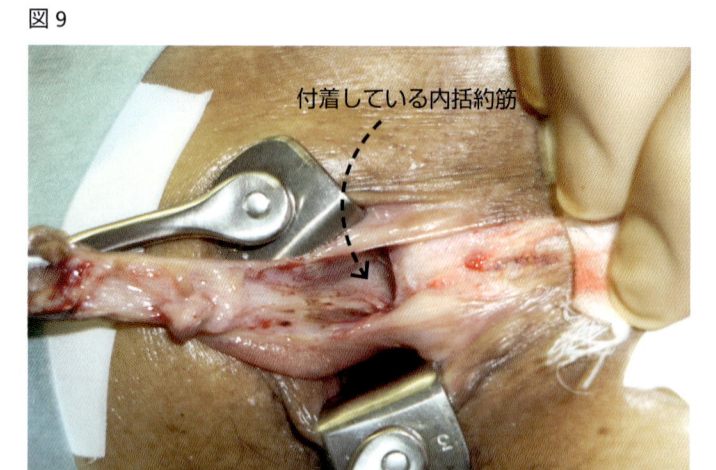

図 9

付着している内括約筋

pedicle（剥離されて茎状に牽引されている痔核）

付着している内括約筋

　まだこの段階で根部結紮を行ってはならない．

　この段階で根部結紮を行うと，根部結紮部位より口側に痔核が遺残して将来再発をきたす可能性がある．

　さらに内括約筋を巻き込んで結紮することで，術後出血などのトラブルを生じるリスクもある．

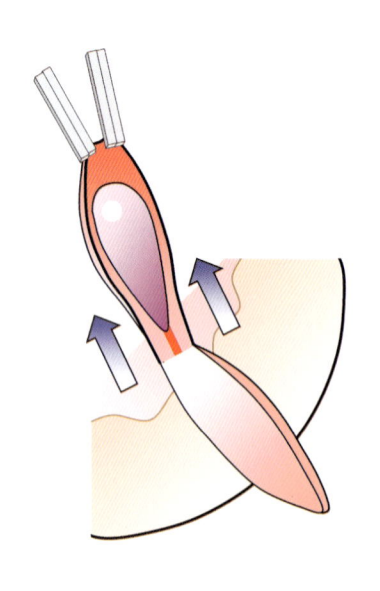

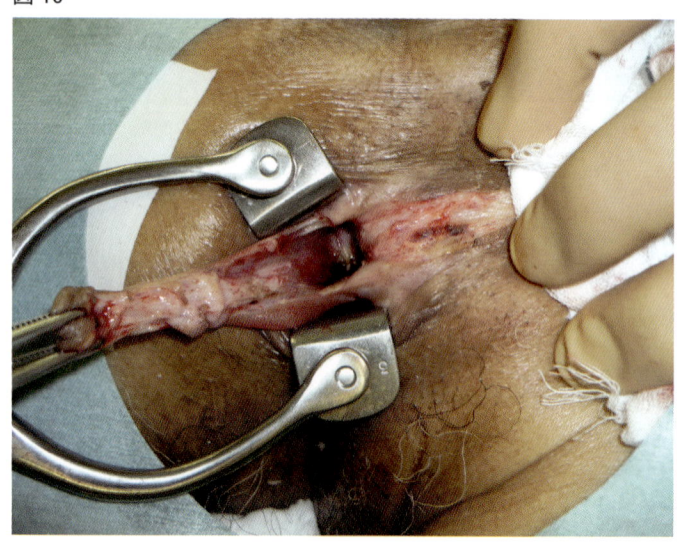

図 10

　pedicle に付着している内括約筋を少しずつ落としていく．

　この操作が完了したら pedicle が一気に手前に伸びて痔核上極まで剥離が進むので，この段階で根部結紮を行うことになる（図10）．

Part 1 痔核結紮切除術

歯状線より口側の切離で特に注意すべきことは，切離幅が平行〜やや狭目になるように切離を進めていくことである（図11）.

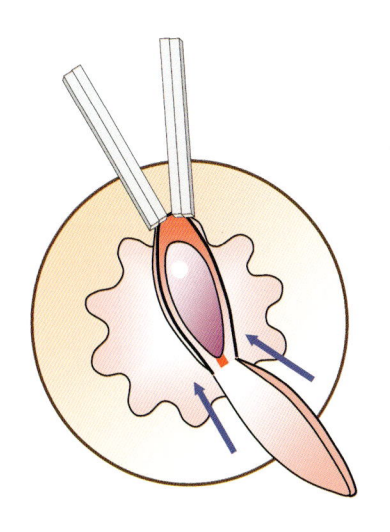

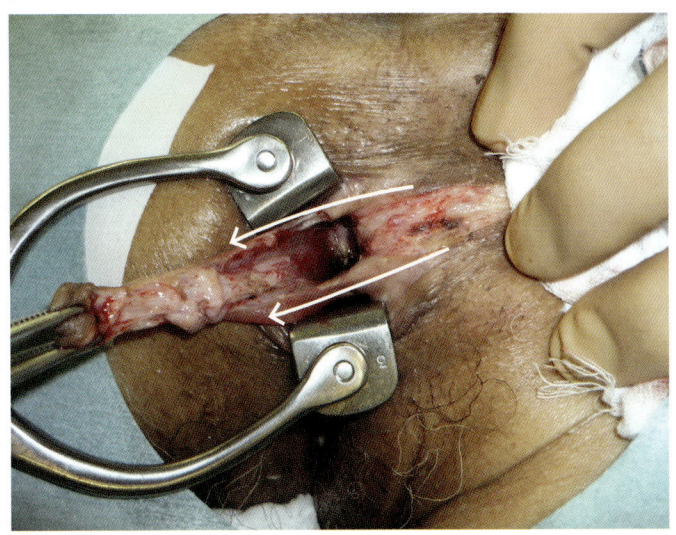

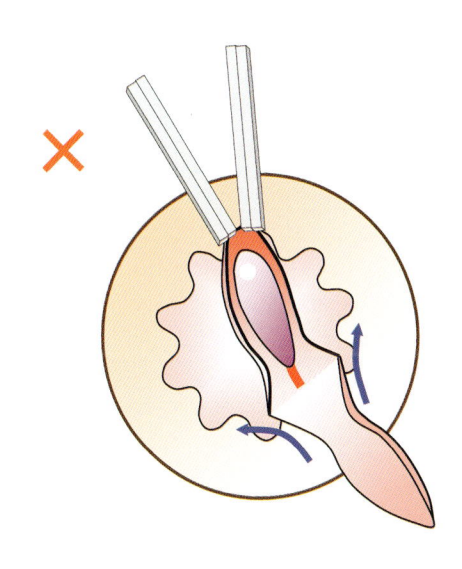

図11

この部位が「富士山のふもと」様に幅広くなってしまうと，3つのトラブルを起こす可能性がある．

① 根部が幅広いと根部結紮した糸にtensionがかかるため，外れやすくなって出血する．
② semicloseする際に根部近くの縫合部位に隙間ができやすくなり，膿瘍を生じる可能性がある（後述）.
③ 幅広い結紮を複数箇所で行ってしまうと，術後狭窄をきたす可能性も生じる．

一方根部が幅狭くなりすぎても，痔核動脈を損傷したり，pedicleがちぎれてしまう．

補足1　counter traction をかける方法

　剥離操作を行う際には，counter traction が重要となる．
　われわれの施設で行っている方法を示す．
　ブレード型肛門鏡で肛門を左右に広げて tension をかけ，pedicle（鉗子で把持している茎状の部位）を内側に牽引し，助手に drainage 創辺縁を外側方向に牽引させる（助手がガーゼで押さえて引っ張る）．
　これで剥離部位に4方向から counter traction がかかった状態で操作を行えることになる（図 12）．

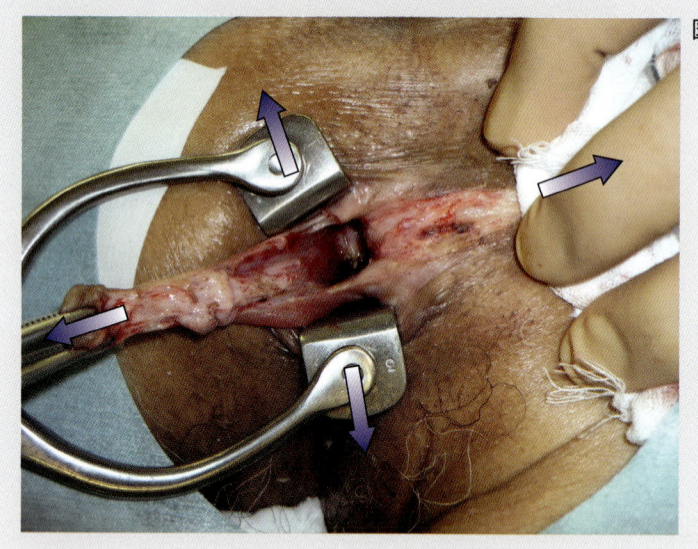

図 12

補足2　counter traction をかけるもうひとつの方法

　ブレード型肛門鏡では操作がやりづらい場合には，左右の創辺縁を助手が Pean 鉗子で把持して牽引する方法もある．
　この2本の鉗子と pedicle を把持している鉗子で3方向に牽引した状態で剥離する．
　赤矢印のところに tension がかかるように，counter traction がかかった状態を維持しつつ剥離を進めていく．
　ルーチンでこの方法を行っている施設もある．
　自分のやりやすいほうでやればよい．

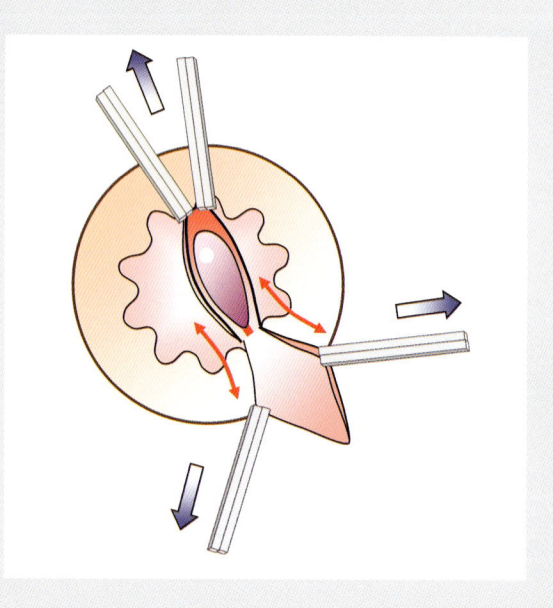

Part 1　痔核結紮切除術

手術手順❹　結紮・縫合

注意事項
- 根部を二重結紮する（出血予防）
- 根部近くの縫合は隙間をあけないようにする（膿瘍予防）
- 縫合は tight になり過ぎないようにする（疼痛予防）
- 下の組織を縫い込まないようにする（drainage 不足予防）

結紮・縫合操作は以下の 2 ステップに分けられる．
それぞれのステップにおけるポイントを解説する．

> 1. pedicle 根部の結紮を行う
> 2. semiclose（半閉鎖）を行う

1　pedicle 根部の結紮を行う

痔核上極まで剥離が終わったら，まず pedicle 根部にケリー鉗子をかける（図 13）．

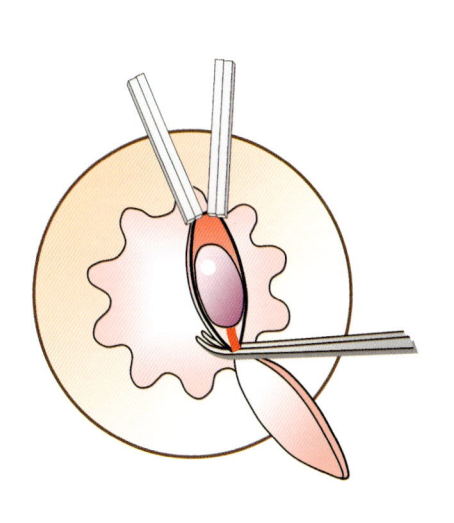

図 13

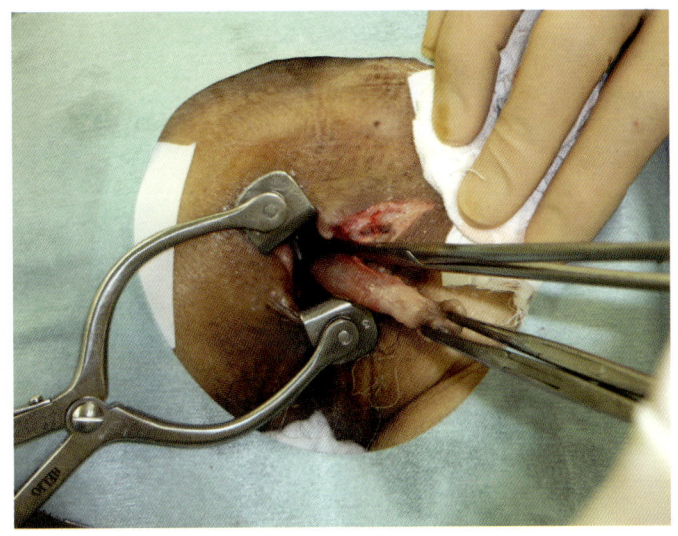

鉗子をかけた段階で創の状態を確認する．
この段階で確認すべきことは 3 点ある．

① 切離が左右対称になっていること
② 根部結紮予定部位より口側に痔核が残っていないこと
③ 創縁に過剰な tension がかかっていないこと

この段階なら問題があっても容易に鉗子を外して修正できる．
　（根部をはじめから吸収糸で刺通結紮する方法もあるが，この方法は結紮部位が不適切だった場合に修正が面倒なので，慣れないうちはこの方法を推奨している）

　ケリー鉗子に絹糸をかけ，pedicle 根部の結紮を行う（図 14）．

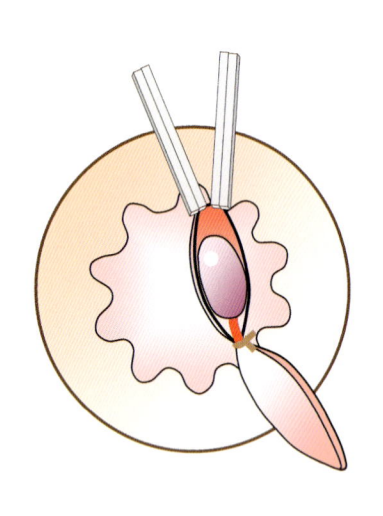

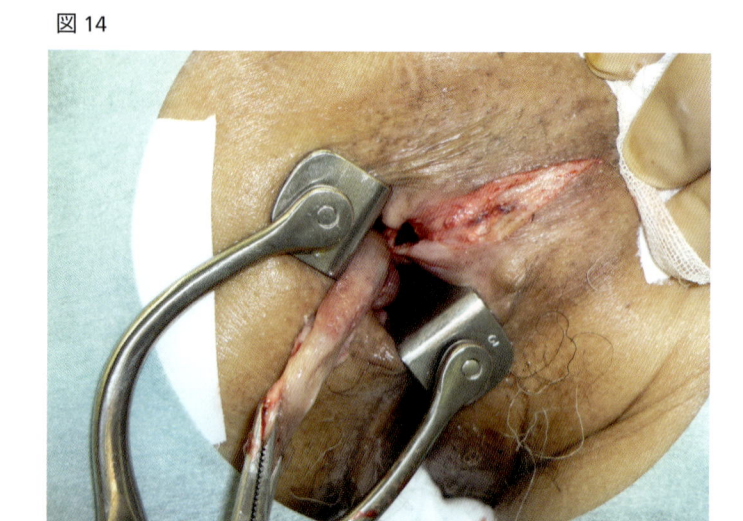

図 14

これで痔核根部が適切な場所に集束されて安定した状態となり，その後の操作も確実に行える．
結紮した pedicle はこの時点で切除してもよいし，semiclose が終了してから最後に切除してもよい．

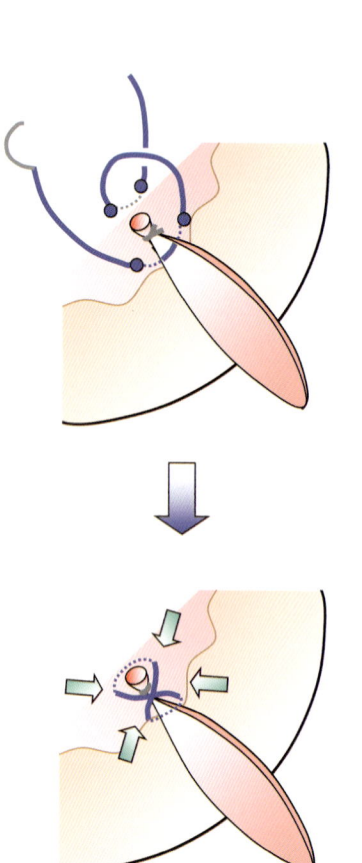

吸収糸で pedicle 根部を囲むように Z 縫合を行う．

　これで絹糸と吸収糸で二重に根部が結紮されたことになる．

2 semiclose（半閉鎖）を行う

　pedicle 根部の Z 縫合が終了したら，その糸で肛門縁までインターロックしつつ semiclose（半閉鎖）を行う．
　このとき注意することは 3 点ある．

① 根部近くは隙間をあけない
　根部近くの隙間から汚物が侵入すると膿瘍や痔瘻のリスクが生じる（後述）．
② 縫合は tight になり過ぎない
　縫合が tight すぎると創辺縁に tension がかかり，疼痛や drainage 不足の原因になる．
③ 下の組織を縫いこまない
　これも drainage 不足の原因となる．

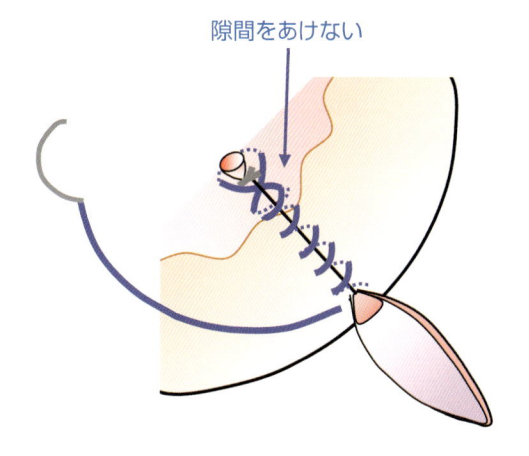

図 15

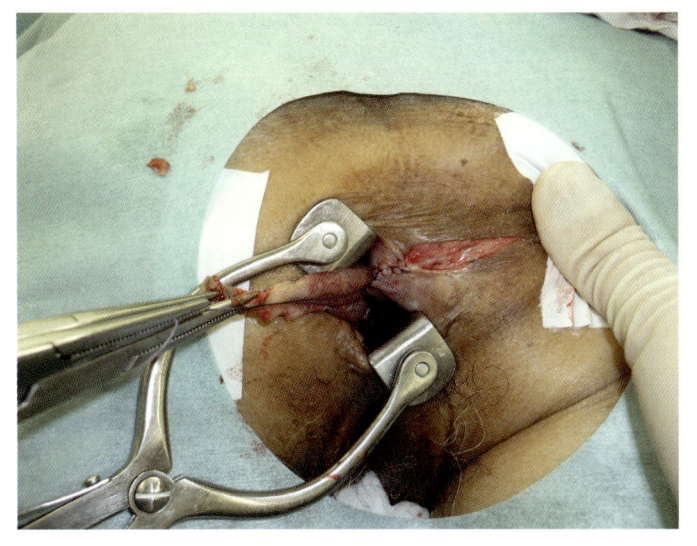

　semiclose（半閉鎖）が終了した状態（図 15）．
　縫合は肛門縁まで行う．
　肛門縁より外側は縫合閉鎖せず，開放創とすることで drainage を効かせておく．

　これで 1 箇所の痔核に対する操作が完了となる．

　ここまでの一連の操作は，慣れると 5 分程度で可能である．

　これらの一連の操作を完了したら，次の痔核に対して同じ操作を行う．

手術手順 ⑤ 最終チェック

すべての痔核切除を終了したら，最終チェックを行う．
最終チェックは2つのステップに分けられる．

> 1. 筒型肛門鏡を挿入してチェックする
> 2. 臀部を左右に牽引していた尻テープを外してチェックする

▶ 1. 筒型肛門鏡を挿入してチェックすること

創縁に tension がかかってないこと（疼痛・狭窄予防）
肛門縁皮下の drainage が効いていること（膿瘍予防）
根部近くの semiclose 部位に隙間がないこと（膿瘍予防）

▶ 2. 尻テープを外してチェックすること

drainage 創の長さと幅が確保されていること（難治化予防）
skin tag が残存していないこと（腫れ予防）
創に引きつれや狭窄がないこと（瘢痕および狭窄予防）

1 筒型肛門鏡を挿入してチェックする

図 16

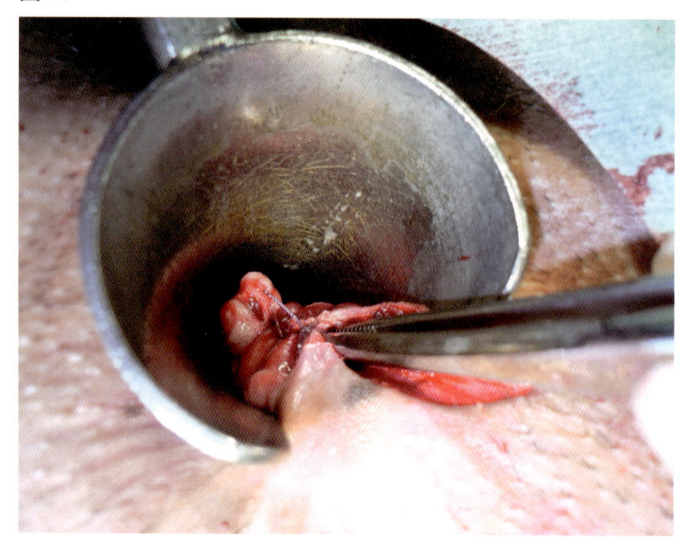

すべての痔核切除操作が終了したら，筒型肛門鏡を挿入して仕上がりを確認する（図 16）．

この状態で創縁から anoderm の下に摂子を挿入し，創の状態の確認を行う．

この操作で確認すべきことは3つある．

Part 1 痔核結紮切除術

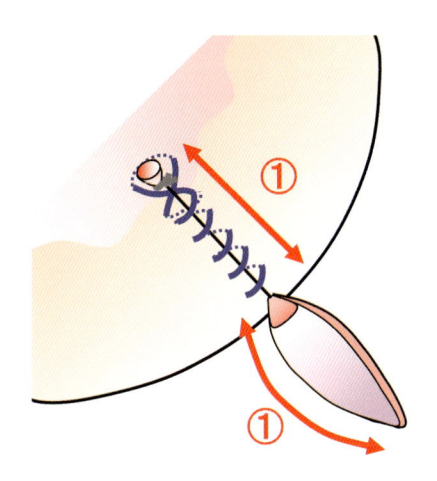

① 創縁のtensionを確認する

　semicloseすることで創縁や縫合部位に過剰なtensionがかかるようだと，疼痛や狭窄の原因となる．

　この場合，semicloseをあきらめて開放創としたほうがよい．

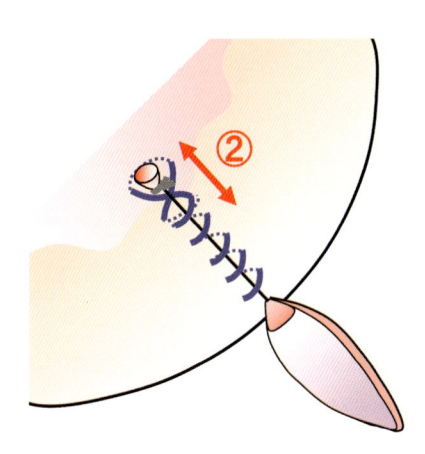

② 根部近くの縫合部位に隙間がないことを確認する

　ここに隙間があいた状態だと，隙間から汚物が侵入して術後膿瘍や痔瘻を生じる原因となる．

　この術後膿瘍や痔瘻については後述する．

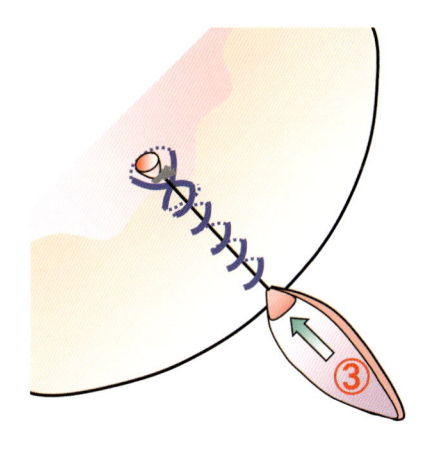

③ semicloseを行った場所の皮下drainageを確認する

　ここに摂子がスムーズに挿入できないと，drainageが効いていないことになる．

　特にsemicloseを行う際に下の組織を縫いこんでしまうと，この部位のdrainageが不良となる．

　drainage不良だと，②の隙間から侵入した汚物が排出されないため，膿瘍を形成するリスクが生じる．

23

2 尻テープを外してチェックする

臀部を左右に牽引していた尻テープを外し，創のチェックを行う．

この操作で確認すべきことは3つある．

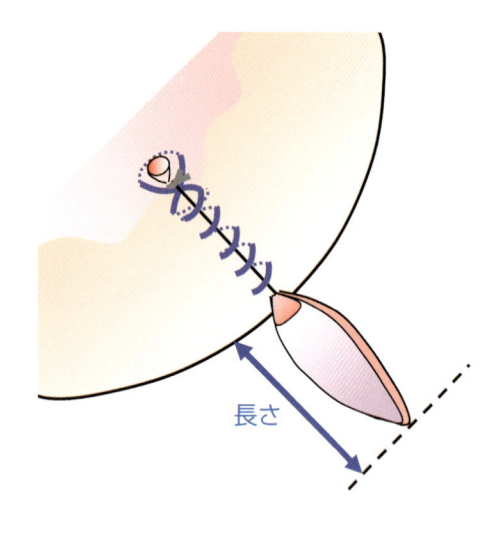

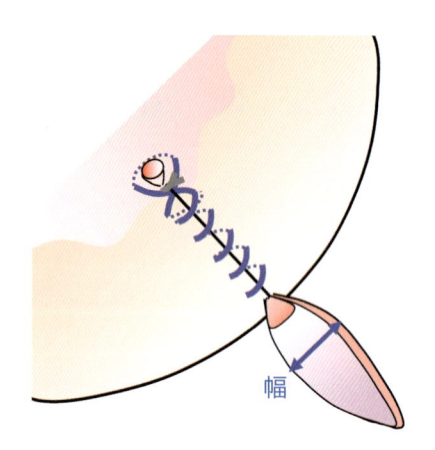

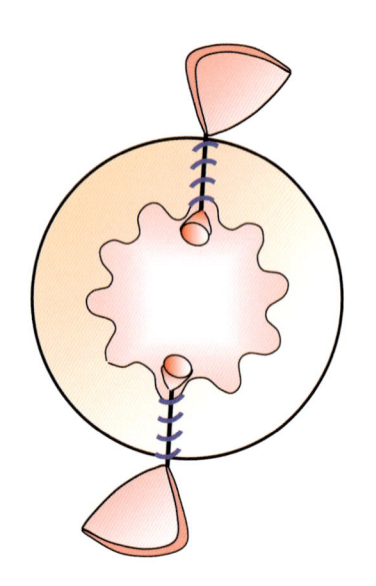

① drainage の長さおよび幅を確認する

● 長さ

　十分な長さの drainage を作成しておく必要がある．

　短い drainage では皮膚側の創が先に治ってしまうため，肛門管側の創が取り残されて裂肛と同じような状態になる．

　drainage の長さは，先述した「毛の生え際よりやや外側」から剥離を開始していればまず問題ない．

　十分な長さの drainage が作成されていれば，術後に麻酔が切れた状態で外側から観察しても drainage 創が確認できる．

　術後に外側から見えないくらい短い drainage は，難治創を生じるリスクがある．

● 幅

　テープを外した状態で創を確認し，drainage 創の両縁が接触しないようにする．

　drainage 創の両縁が接触したまま治癒してしまうと，肛門管側の創が取り残されて難治化をきたすリスクが生じる．

　この現象は特に前方正中・後方正中で生じやすいので，この部位の痔核を切除する場合には注意を要する．

　この部位の drainage 創を通常の紡錘型にすると左右が接触しやすくなるので，この部位の drainage 創は図のような左右非対称の三角形に形成したほうがよい．

　左右非対称の三角形に形成すると，創の左右が接触して難治化をきたすリスクが低くなる．

Part 1 　痔核結紮切除術

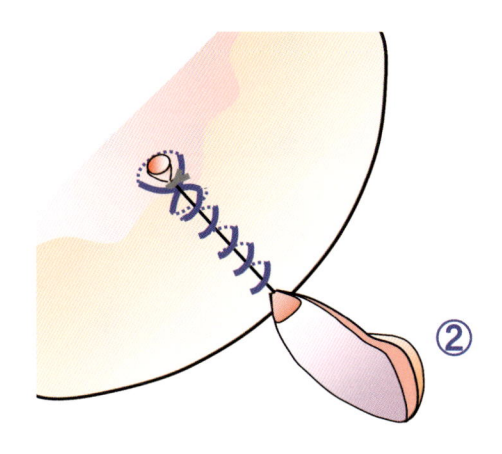

② skin tag を切除する

　テープで牽引していたときにはわからなかった skin tag が，テープを外した時点で明らかとなることがよくある．

　このような場合には，skin tag を切除しておく必要がある．放置しておくと高率に術後腫脹をきたす．

　ただし skin tag を切除しすぎて bridge 幅（痔核切除を行った創の間の領域）が狭くならないようにバランスを考えて行う．

③創の引きつれや狭窄の有無をチェックする

　肛門管に指を挿入して，創の状態をチェックする．

　創に引きつれた場所がなく，指がスムーズに挿入できることを確認する．

　創に引きつれや狭窄を認めた場合には，解除しておく必要がある．

特に注意すべきトラブルとその対策

難治創および狭窄

術後の難治創および狭窄の原因は 4 つ存在する．

① anoderm の過剰切除
② drainage 不足
③ 後方正中および前方正中の創
④ 肛門の tonus 過剰

　要するに裂肛と似た条件が揃うと，術後難治創や狭窄が成立するリスクが高くなるということである．

　drainage を小さくすると，術直後の創はきれいに見えて，運良く何事もなく経過すれば早く治癒するかもしれない．

　しかし実際には drainage が不足していると難治化をきたすリスクがきわめて高くなり，場合によっては再手術（drainage 形成術）を余儀なくされる．

　だからまずは「一回の手術で確実に治す」ことを重視して，十分大きい drainage を確保することをお勧めする．

　これは痔核手術に限らず，すべての肛門手術に共通する原則．

▶難治化をきたすリスクが特に高くなるケース

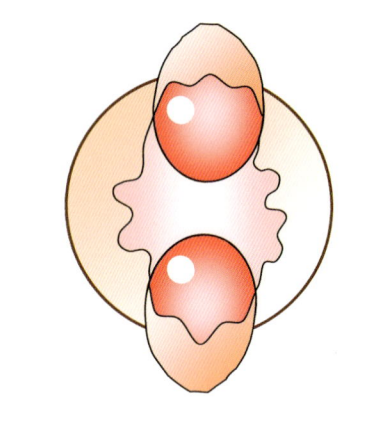

正中部位（後方正中や前方正中）に痔核がある症例で，かつ肛門のtonusが高いような場合（このパターンは女性に多い），術後に難治化をきたす可能性を考慮しなくてはならない．

このようなケースでは，難治創予防のポイントを確実に押さえた手術を行う必要がある．

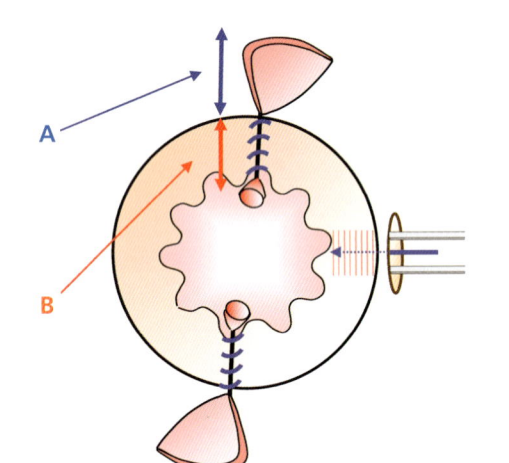

drainageは十分な大きさで，かつ左右非対称の形とする．

「正中部位以外」のdrainage形状は紡錘型でよいが，「正中部位」では図のような左右非対称の三角形にする（Ⓐ）．

anodermの幅広い切除を避ける（Ⓑ）．

tonusが高い場合には，側方内括約筋切開（LSIS）やストレッチングを付加することを考慮する（Part 4, 79頁を参照）．

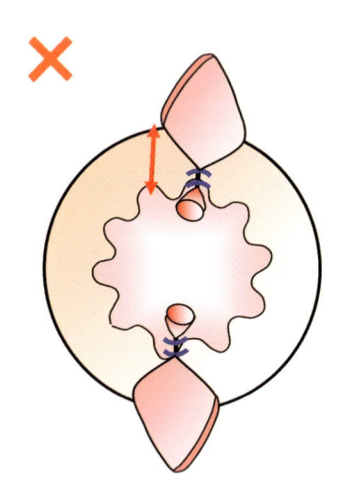

正中部位（後方正中や前方正中）の痔核においてanodermの切除幅が広くなると，高率で難治化をきたす．

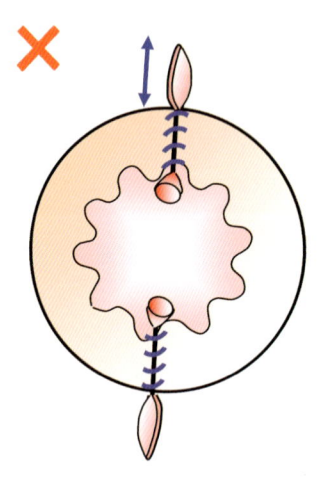

drainage創が小さく左右対称の形になっているとdrainage創の左右の辺縁がくっつきやすくなり，難治化のリスクが高くなる．（特に正中部位で紡錘状のdrainageをつくると，左右がくっつきやすくなる）

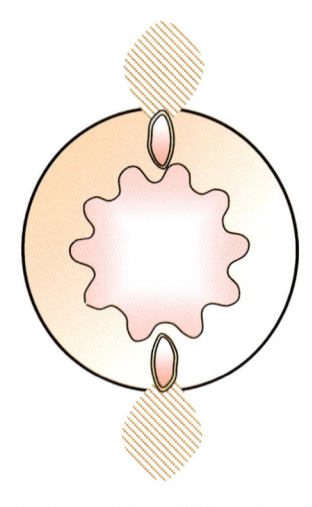

以上のような場合には，難治化をきたす可能性が高くなる．

肛門のtonusが高いまま放置された場合には，難治化のリスクがさらに高くなる．

特に注意すべきトラブルとその対策

腫れ

　術後の腫れを完全に予防することはできないが，腫れる頻度と腫れの重症度は術者の技量で差が生じるのもまた事実である．

　先述したように，尻テープを外した自然な肛門の状態で創を観察し，skin tag を切除する手間を惜しんではならない．

　そして止血目的で電気メスで焼きすぎると浮腫が起こるので，当然電気メスの使用も最小限としなければならない．

　さらに術後に腫れやすい 2 タイプの痔核があるので，このようなタイプの痔核ではそれに応じた対処を行えば，さらに腫れる頻度を少なくできる．

　これらの 2 タイプの痔核への対処法を示す．

> 1. 前方にできる薄くて幅広い痔核：前方幅広型痔核
> 2. 2 つ連続してつながった痔核：連続型痔核

1 前方にできる薄くて幅広い痔核：前方幅広型痔核

　女性は前方に薄くて幅広い外痔核が脱出している例が多い．

　このタイプの痔核はほとんど血管成分がなく，皮膚成分のみが肛門前方に「舌を突き出したような形」で脱出している．

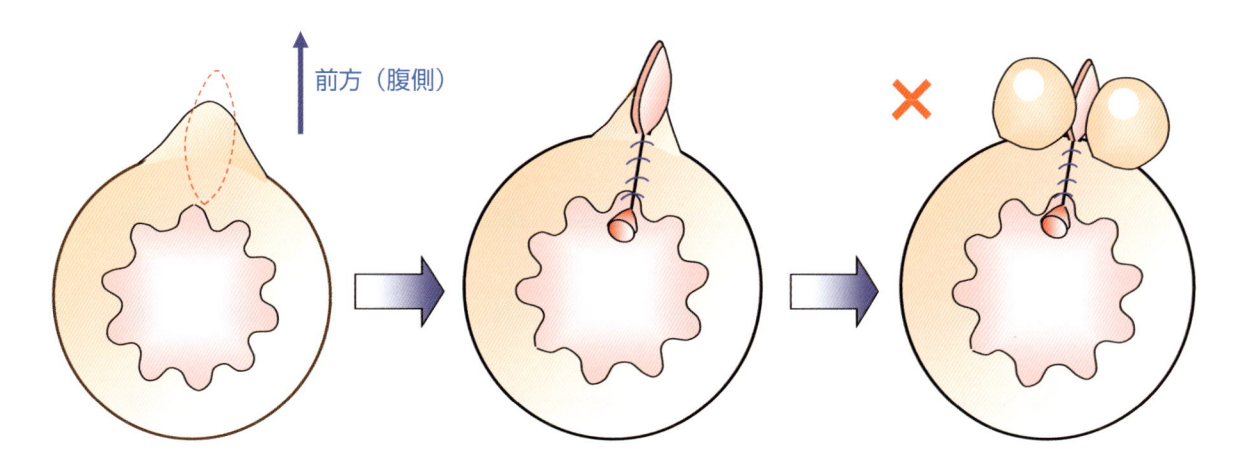

　このタイプの痔核に通常の結紮切除を行うと，高率で術後に辺縁が腫脹して skin tag が残存し，患者満足度の低下をきたす．

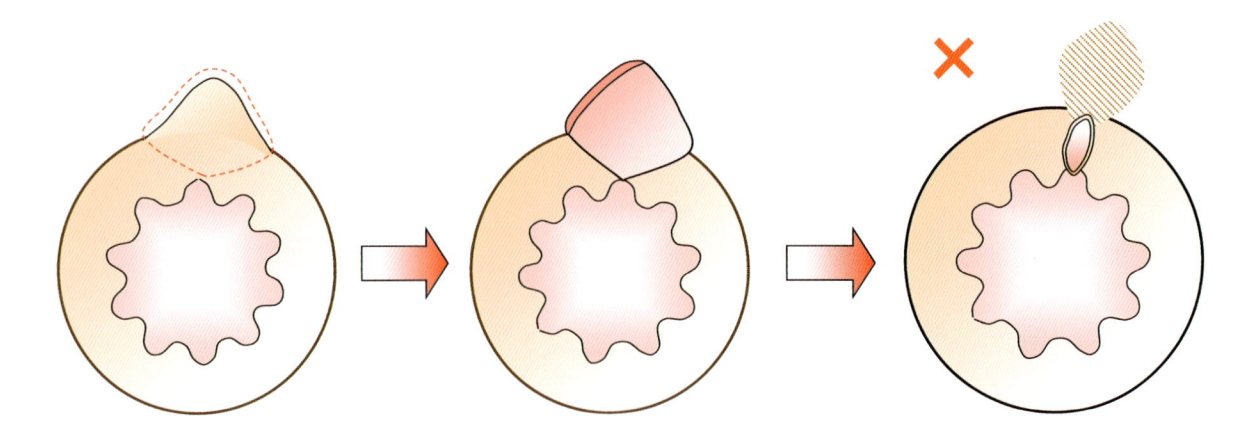

一方，腫れることを嫌って幅広い切除を行うと，術後に難治創や狭窄を生じてしまう．

▶前方幅広型痔核の切除手順

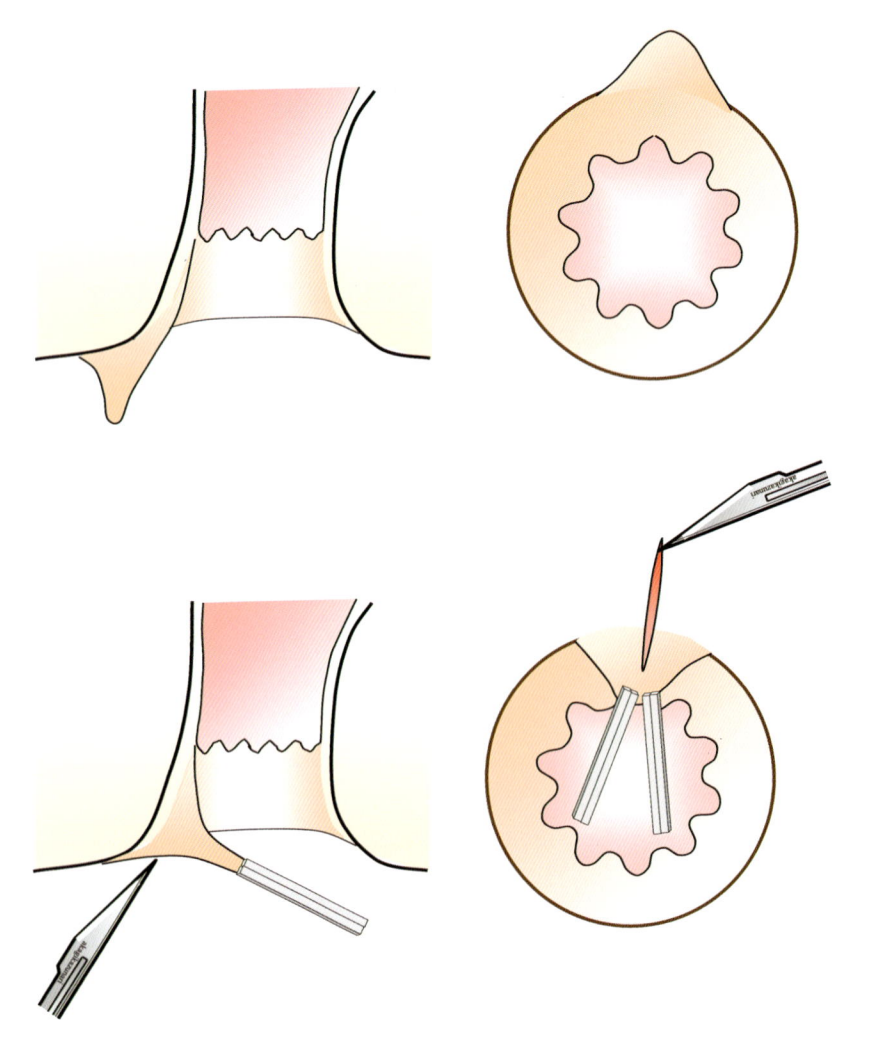

コッヘルで内側に牽引した状態．
エピネフリン加生食を皮下に局注し，放射状の皮切を加える．

Part 1 痔核結紮切除術

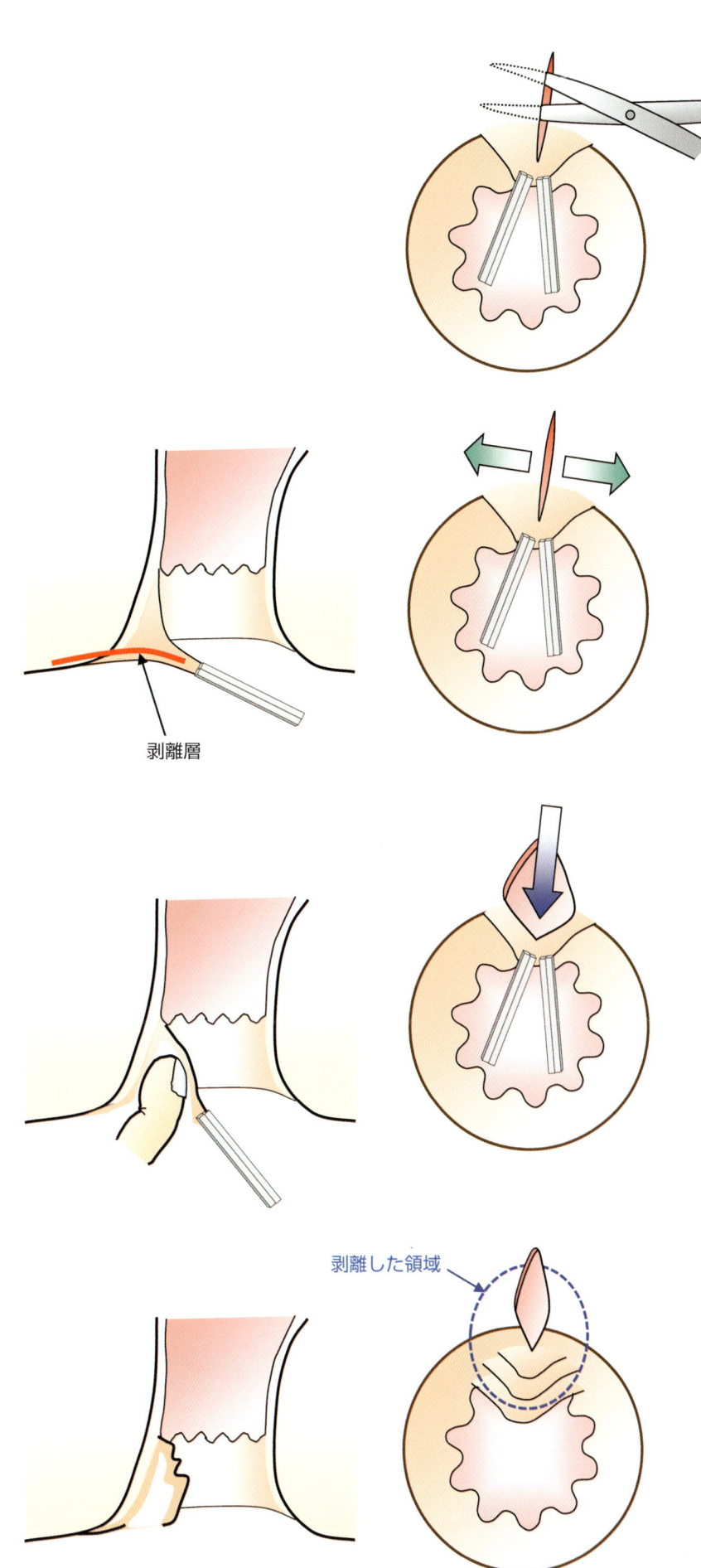

皮切部位周囲の皮下を左右方向に向かって鋭的に剥離する（赤いラインのところ）．

剥離層

左右の剥離が終わったら，次に口側に向かって指で鈍的に剥離していく．

創から指を挿入して鈍的に剥離すると，容易に歯状線近くまで剥離が進んでいく．

これで創の左右と口側の剥離が終了．

剥離した領域

剥離した領域を点線で示す．

29

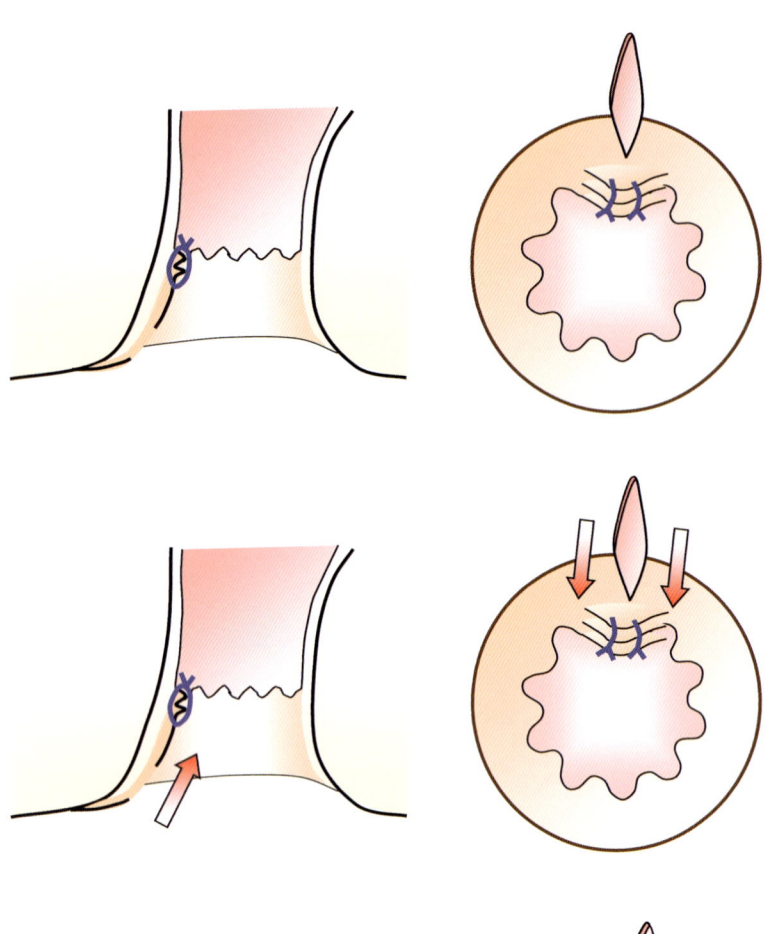

図のように吸収糸で縦方向に2針縫合結紮してつり上げる．

たるんでいた外痔は下に張り付いてきれいに形成される．

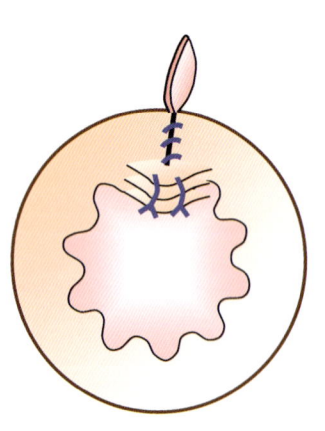

創縁にたるみが残る場合には，創縁をトリミングした上でsemiclose様に縫合するとさらにきれいに仕上がる．

※この術式は札幌いしやま病院にてご指導いただいた．

2 2つ連続してつながった痔核：連続型痔核

連続型痔核はさらに2つのタイプに分けられる．

> カチカチ型（硬結型）
> プヨプヨ型（痔核型）

両タイプを同じ方法で対処してもかまわないのだが，タイプによって対処法を変えると腫れを生じる可能性が半減する．

Part 1 痔核結紮切除術

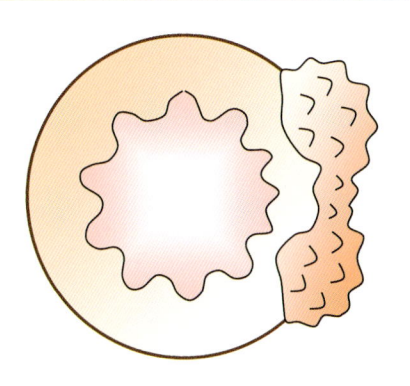

カチカチ型（硬結型）
皮膚自体の硬結．
bridge の皮下に痔核はない．

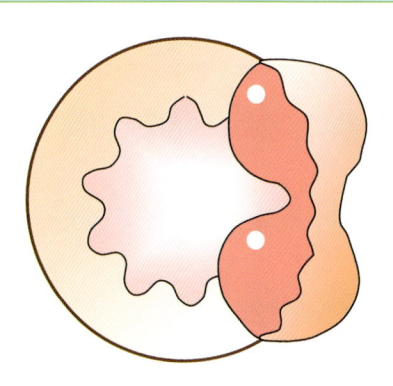

プヨプヨ型（痔核型）
bridge の皮下に痔核がある．
皮膚は柔らかく正常．

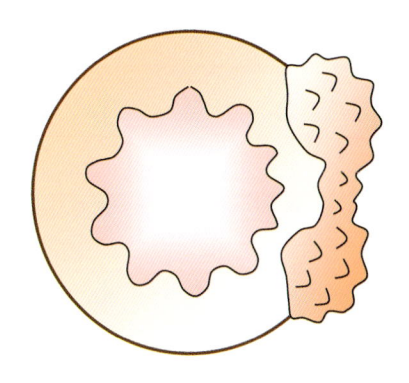

カチカチ型（硬結型）
　bridge の皮下に痔核はない．
　皮膚自体の硬結．

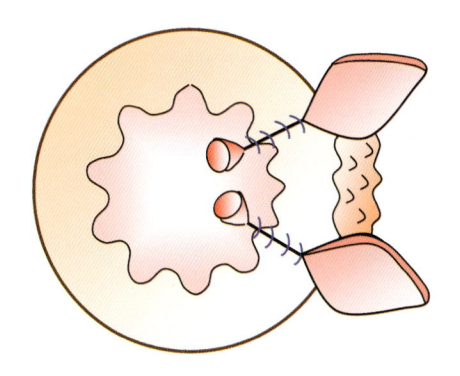

　このタイプの連続型痔核は undermine できない．
　bridge 部位の硬結はあえて残しておく．

　あらかじめ患者に
「術後に bridge 部位が腫れること」
「腫れそうなところをすべて切除すると難治創や狭窄のリスクが生じるので，bridge 部位はあえて手をつけずに残しておいたほうがよいこと」
　を説明しておく．

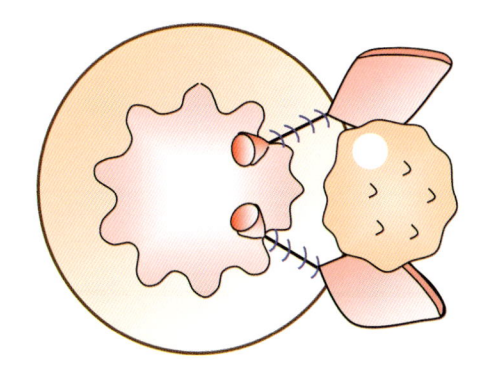

　術後は高率で bridge 部位が腫れる．

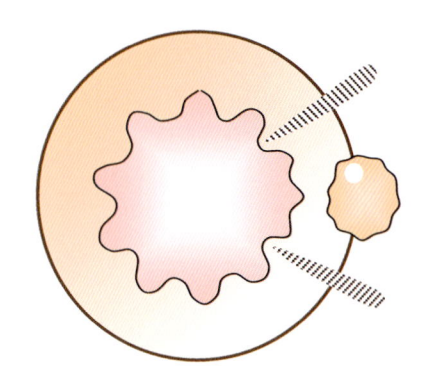

2カ月ほど経過して創が治癒する頃には腫れが治まってくるので，本人が希望するようであれば局麻で追加切除すればよい．

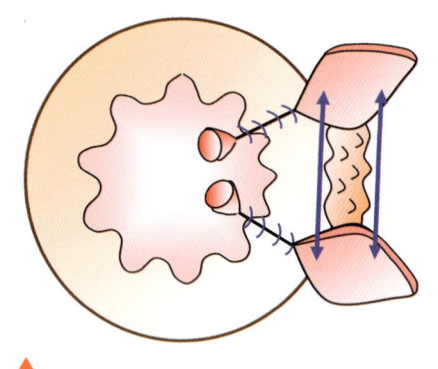

bridge部分の硬結もあわせて切除し，anodermと皮膚をSSG様に環状縫合する方法もあるが，この方法は縫合部位が破綻した場合に超幅広の創となってしまい，肛門狭窄をきたすリスクがある．

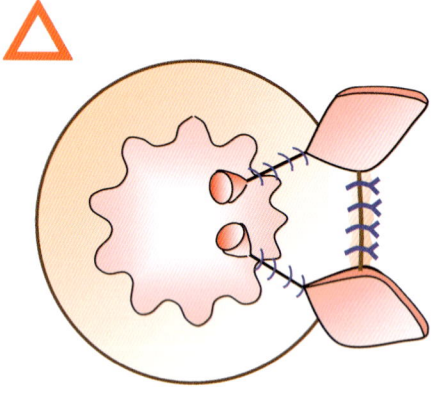

△

プヨプヨ型（痔核型）

bridgeの皮下に痔核がある．
皮膚は柔らかく正常． ⇨うまく対処すれば腫れずに治せる．

ただしあえて「カチカチ型」と同じ対処を行って複雑な手技を避けるというのも1つの見識であろう．

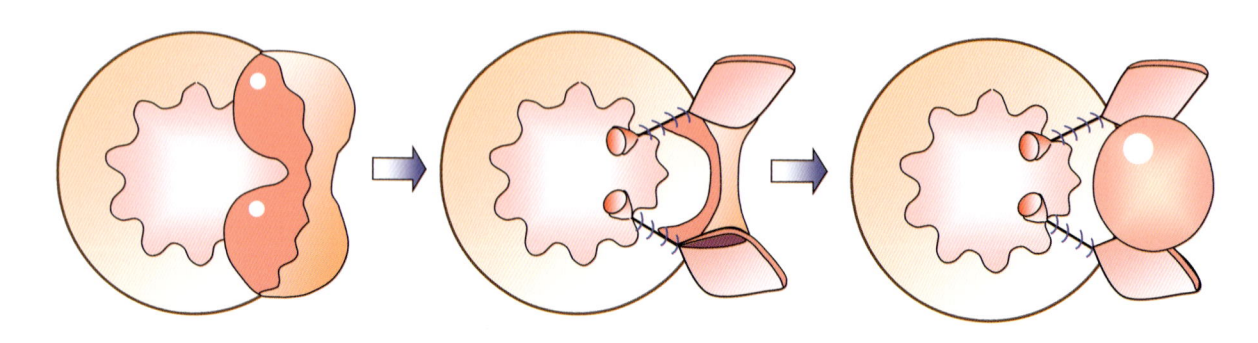

Part 1 痔核結紮切除術

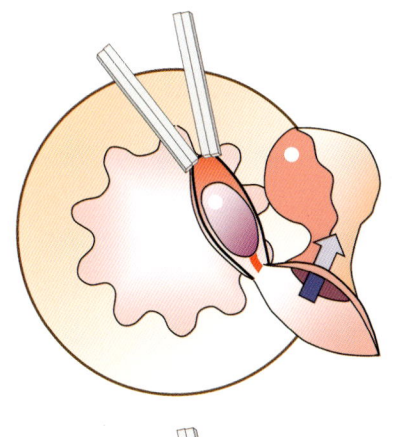

剥離を進めていく．

途中で bridge 下の痔核成分を undermine する．

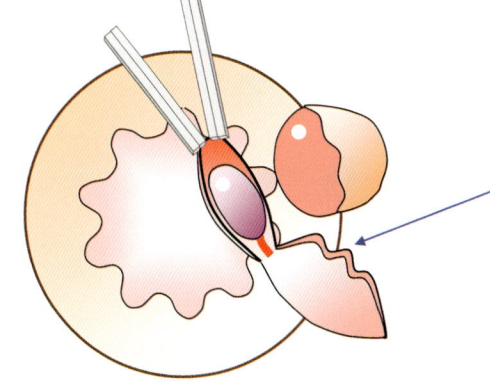

undermine したら辺縁がたるんでブカブカになる．

このまま放置すると skin tag をつくってしまう．

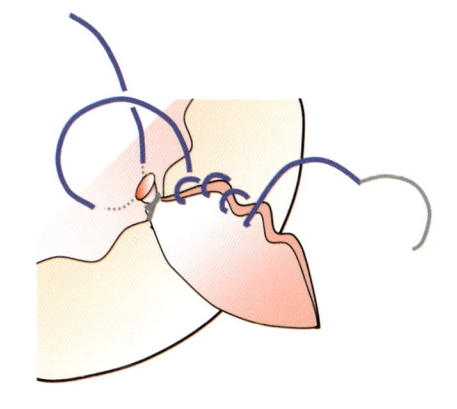

bridge 辺縁を吸収糸でかがり縫いする．

最初の一針は根部より口側にかけてアンカーとする．

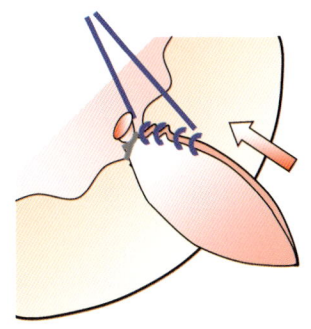

かがり縫いしたら口側につり上げて結紮する．

たるんだ bridge が奥につり上げられてきれいになる．

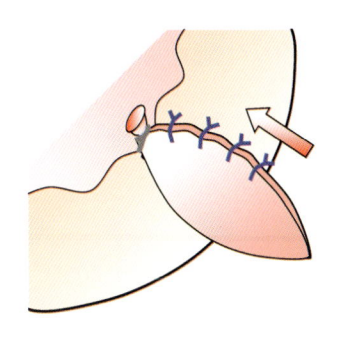

※辺縁を下の組織に結節縫合で固定する方法もある．

辺縁にたるみを生じないように口側に向かって引き込みつつ辺縁を固定する．

33

特に注意すべきトラブルとその対策

膿瘍および痔瘻

痔核結紮切除術後に生じる膿瘍および痔瘻には，2つの原因が存在する．

> 1．根部近くの隙間から汚物が侵入し貯留するもの
> 2．術後難治創が原因となり，裂肛痔瘻と同様の機序で痔瘻を形成するもの

1 根部近くの隙間から汚物が侵入し貯留するもの

このタイプの膿瘍はめったに起こらないが，いったん起こると重症となるので予防に細心の注意を払う．

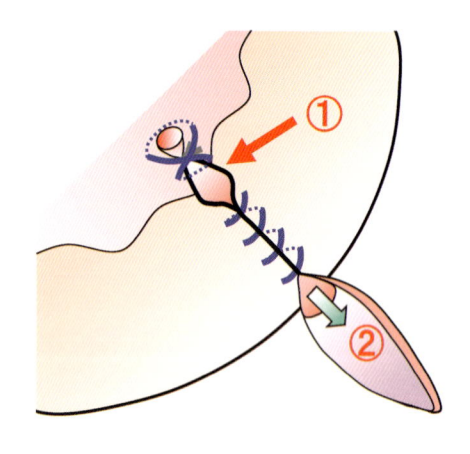

痔核切除後に semiclose を行う場合，痔核根部近くに隙間があると，そこから汚物が侵入するリスクが生じる①．

このとき肛門縁側の drainage が効いていれば②，そこから汚物が排出される．

この場合深い膿瘍は形成されないが，皮下痔瘻をつくる可能性がある．

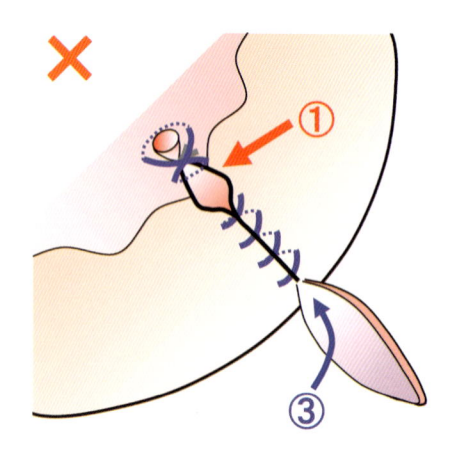

もしこのとき肛門縁側の drainage が効いていなければ③，①の隙間から侵入した汚物の逃げ場がなくなってしまうので，深い膿瘍を形成するリスクが生じる．

これは「LSIS 後に生じる肛門周囲膿瘍」と同じ理屈である（Part 4，85 頁参照）．

Part 1　痔核結紮切除術

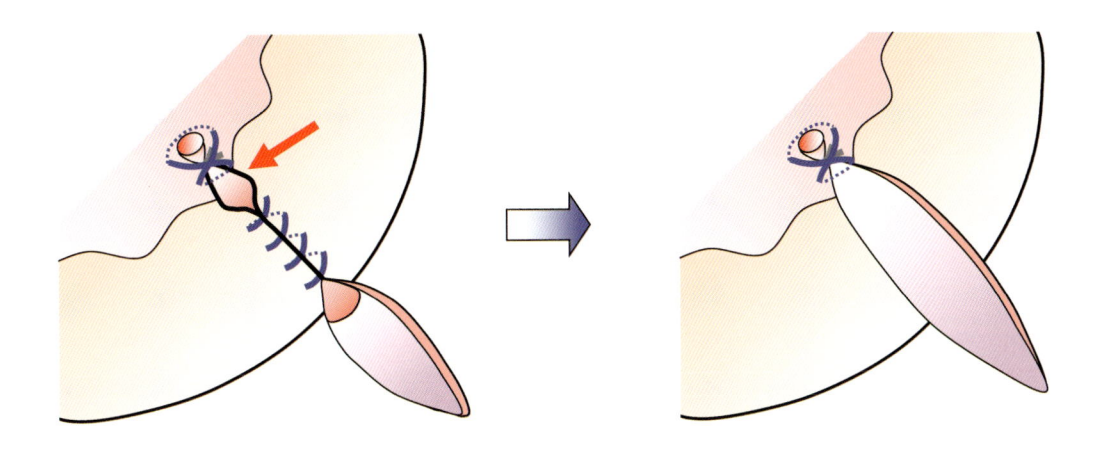

　根部近くに隙間ができそうな場合には（根部近くの剥離が富士山のふもと状に幅広くなるとこうなりやすい），ここに追加縫合を行うか，それも困難であれば semiclose をあきらめて開放創とする．

2　術後難治創が原因となり，裂肛痔瘻と同様の機序で痔瘻を形成するもの

　このタイプの膿瘍・痔瘻は，通常浅くて軽症である．

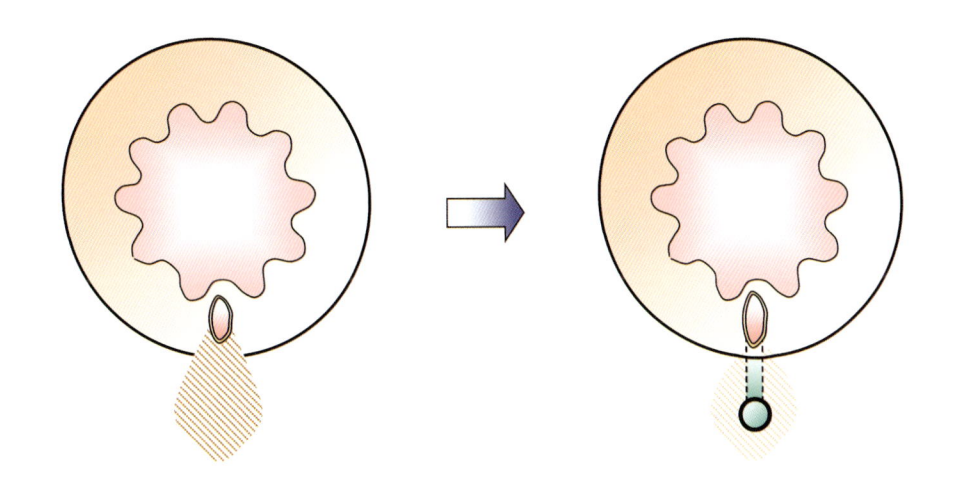

　このタイプの痔瘻の予防法は，術後難治創を回避することに尽きる．
難治創対策については別項に記した通りである．

35

Part 1 | 痔核結紮切除術

「痔核結紮切除術」に関連した術式

結紮切除とALTAを併用した痔核手術

関連術式

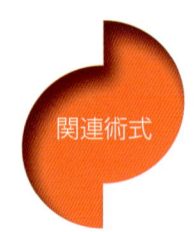

術後出血（特に晩期大量出血）を限りなくゼロに近づけるにはどうするか？

　熟練した肛門外科医であっても，痔核結紮切除術の術後にはどうしても1％程度の出血が生じるのが現実である．

　これを限りなくゼロに近づける方法はあるのか？
　一定の再発リスクを容認できるのであれば，方法がないわけではない．

　先述したように，痔核は内痔核，外痔核，内外痔核の3タイプに分けられ，それぞれ攻略法が異なる．

　内痔核はALTAで対処し，外痔核は切離を歯状線手前までにとどめた切除を行えば，術後出血のリスクはほぼ皆無にできる．

　問題は内外痔核の対処である．

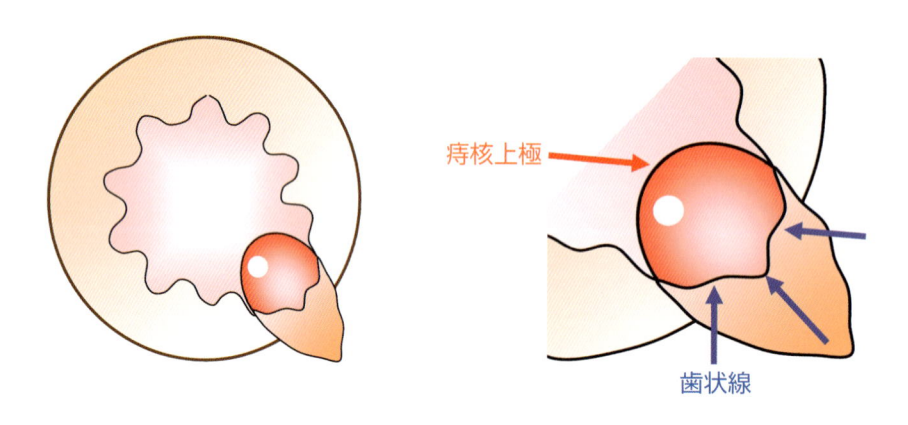

痔核上極
歯状線

　内外痔核に通常の結紮切除術を行う場合，外痔核から歯状線を越えて痔核上極近くまで切り込む必要があるが，この「歯状線より口側に切り込む操作」が術後出血の原因となる．

　よって術後出血を起こさないためには，歯状線より口側に切り込まずに痔核を処理すればよいことになる．

　でも痔核切除を歯状線より手前で終了して外痔核のみ切除しても，内痔核成分が残って痔核脱出は治らない．

　それではどうすればいいのか？

Part 1　痔核結紮切除術

このような場合にわれわれが行っている方法を示す.

まず内痔核成分に ALTA 4 段階注射法を行う.
続いて外痔核成分を歯状線手前まで剥離し，この段階で結紮切除したのち semiclose を行う.

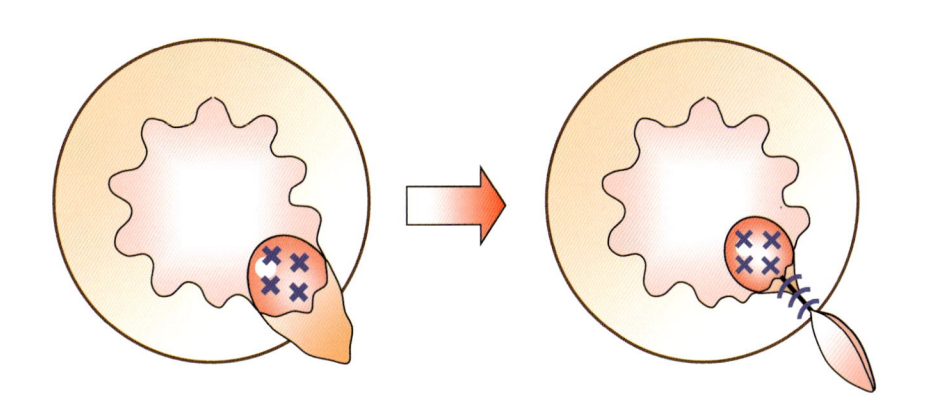

この方法は歯状線より口側に切り込まないため，術後出血のリスクはほぼ皆無となる.

ただしこの方法は内痔核成分を ALTA で処理しているため，一定割合で再発が起こる可能性がある.

師匠の一言：痔核

辻仲病院柏の葉 院長・理事長　**辻仲康伸**

痔核根治手術の目的は，痔核そのものを切除して再燃を防止することにある.
この 100 年間，疼痛や出血なしに安全に痔核切除を行う工夫が諸家によって行われてきた.

しかし従来の教科書や大腸肛門科の手引書では，理論的背景に裏付けられた実践的記述がなされたものは決して多くない.
多くは臨床家によって経験的・自家的に行われてきた手術手順が記載されているに過ぎないのが現実である.

この痔核結紮切除術の図解詳述はきわめて平易かつ理論的に書かれており，臨床肛門科医の日頃の疑問の解決に導くものと言えよう.

Part 2

後方ⅡL型痔瘻（低位筋間痔瘻）に対するlay-open法

【注】イラストの都合上，Part 2 および Part 3 の痔瘻の章では，イラストの上側を肛門の 6 時方向（背中側）として解説する．

2-1 痔瘻の手術適応

痔核と異なり，痔瘻は全例に手術を勧めている．
その理由は……

痔瘻は自然治癒することはない．
手術で治癒するまで排膿や痛みを繰り返す．

痔瘻を放置しておくと，瘻管が複雑化して治療が困難となることがある．

さらに深部複雑痔瘻を長期間（10年以上）放置しておくと，癌化する可能性もある．

2-2 低位筋間痔瘻（ⅡL）に対する3つの術式の使い分け

lay-open 法

lay-open 法は後方（5 時～7 時）のⅡL型痔瘻が適応．
ただし前方・側方のⅡLであっても，浅いものなら lay-open でも問題ない．
再発率が最も低い（われわれの施設では 1％台）．
なお，lay-open 法で生じるトラブルと対処法を表 2 に示す．

seton 法

前側方のⅡLは seton 法や括約筋温存術の適応となる．
このタイプに lay-open を行うと keyhole 状の変形をきたす可能性がある．
seton 法の再発率は低い（3％程度）．
上手にやれば変形や機能障害もまず問題にならない．
瘻管が完成しておらず，膿が残っているような痔瘻でも対応できる（後述）．
ただし括約筋温存術より治癒期間が長くなりやすいという短所がある．
　⇨ 当院では前側方のⅡL型痔瘻に対し，seton 法を多用している．

括約筋温存術

括約筋温存術の適応は前側方のⅡLであり，seton 法と同じ．
うまくいけば機能障害や変形のリスクが最も低く，治癒期間も短い．
再発率が高い（施設によって異なるが，10％台の報告が多い）．
技術的に難度が高く，初心者が行うと大ダメージを与えかねない．
瘻管が完成していない時期の痔瘻には行えないため，見極めが必要．
　⇨ 括約筋温存術は，熟練者が適応を見極めた上で行っている．

Part 2 後方ⅡL型痔瘻（低位筋間痔瘻）に対するlay-open法

表2 ⅡL型痔瘻のlay-open法で生じるトラブルと対処法

適応の誤り
- lay-open法は後方（5時〜7時）のⅡL型痔瘻が適応．前側方のⅡL型痔瘻にlay-openを行うと，keyhole状の変形をきたす可能性がある．

合併しているⅡHやⅢの見逃し
- ⅡL型痔瘻にはⅡHがしばしば合併している（ⅡL＋ⅡH）．
  ⅡHでは瘻管が歯状線より口側にイモムシ状に触れる．
- まれにⅢを合併していることもある（ⅡL＋Ⅲ）．
  Ⅲでは肛門挙筋を硬く触れる．

瘻管を正確に切開開放できていない
- 瘻管を正確に切開開放するには，2つの方法がある
  （「二次口側・一次口側のアプローチ法」，46，47頁参照）．

難治創　創左右の癒合
- 良好な形のドレナージを形成する．
  （左右非対称，大きいドレナージ，皿のような浅い形の創，創縁を縫合固定）

2-3 II L 型痔瘻の lay-open 法：
手術手順およびトラブル対策

▶ **手術手順**

① 瘻管の開放
　（二次口側のアプローチ）
　（一次口側のアプローチ）
② 創縁の固定およびドレナージ創の作成

▶ **特に注意すべきトラブルとその対策**

・「一次口側アプローチ」の際の一次口同定ミス
・小さいドレナージをつくったらどうなるか？
・左右対称のドレナージをつくったらどうなるか？
・創縁の縫合を省略したらどうなるか？
　創縁に段差が残っていたらどうなるか？

手術手順❶ 瘻管の開放

瘻管を正確に開放するには，2つのアプローチ法がある．

> 1. 二次口側アプローチ
> 2. 一次口側アプローチ

　二次口側から瘻管内腔を同定し，ゾンデを挿入して瘻管内腔を確保できるのであれば，それが一番確実．
　だからまず二次口側からのアプローチを試みる．
　二次口側から瘻管を確保できない場合には，一次口側からアプローチする．
　ただし一次口側からのアプローチは，一次口となっている crypt を間違う可能性がある．

1 瘻管の開放（二次口側アプローチ）

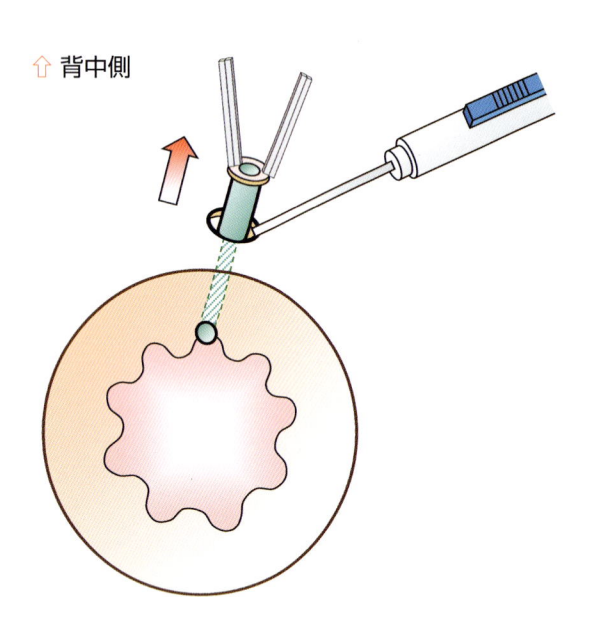

⇧ 背中側

二次口側からある程度瘻管を剥離する．
瘻管内腔を同定できた時点で……

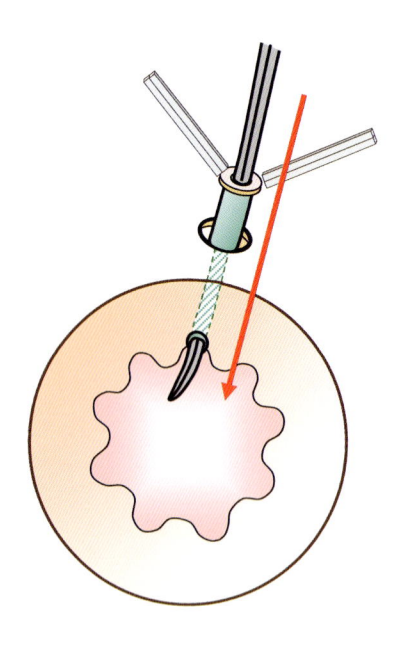

二次口側からゾンデやモスキート鉗子を挿入する．

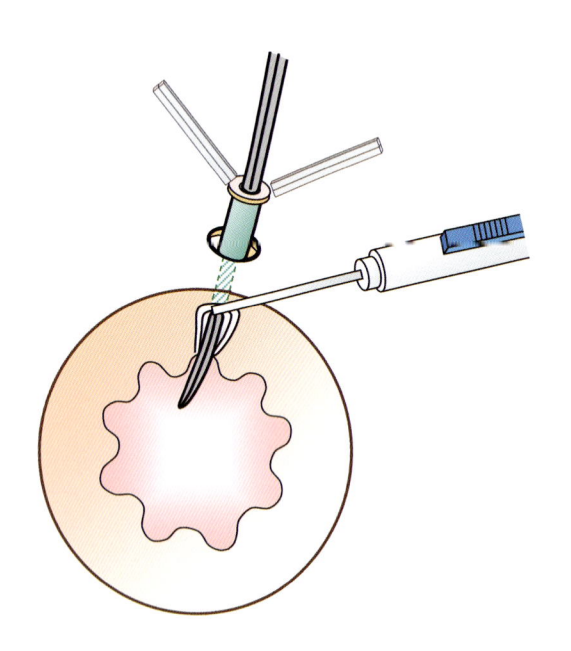

瘻管の全領域を切開する．

瘻管の全領域を切開する．

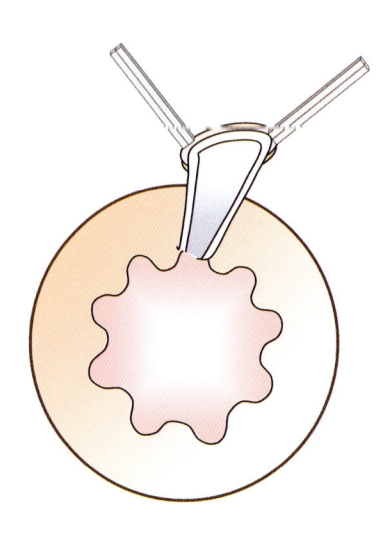

2 瘻管の開放（一次口側アプローチ）

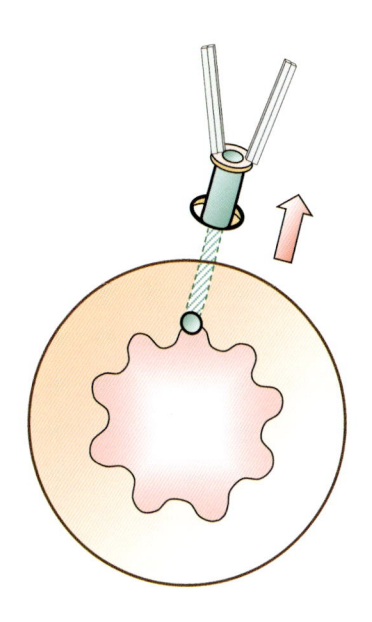

瘻管内腔が同定しづらい場合，一次口側からアプローチする．
二次口側から瘻管を剥離していく．
ある程度剥離した段階で瘻管を牽引すると，一次口の crypt が陥凹して同定できる．

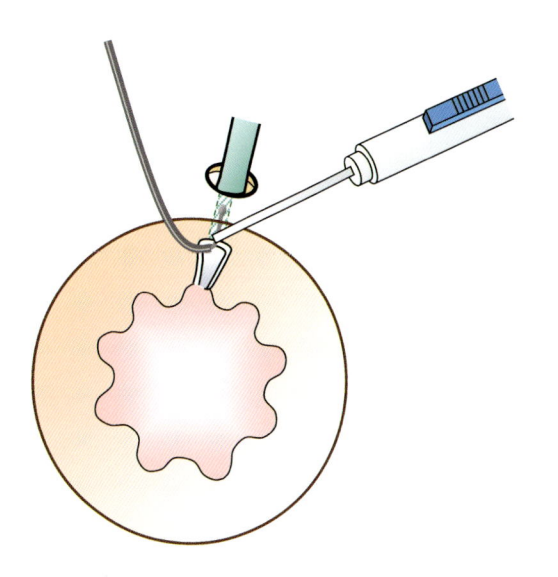

一次口を同定できたら，一次口側からクリプトフックを挿入して瘻管を切開開放する．

手術手順❷ 創縁の固定およびドレナージ創の作成

1 創縁を吸収糸で縫合固定する

「創の縮小」と，「創縁の癒着防止」という2つの目的がある．
（ただしごく浅い痔瘻では省略しても支障は起こらない）

2 ドレナージ創を作成する

ドレナージ創作成の際には，難治創を防ぐために守るべき3つのポイントがある．

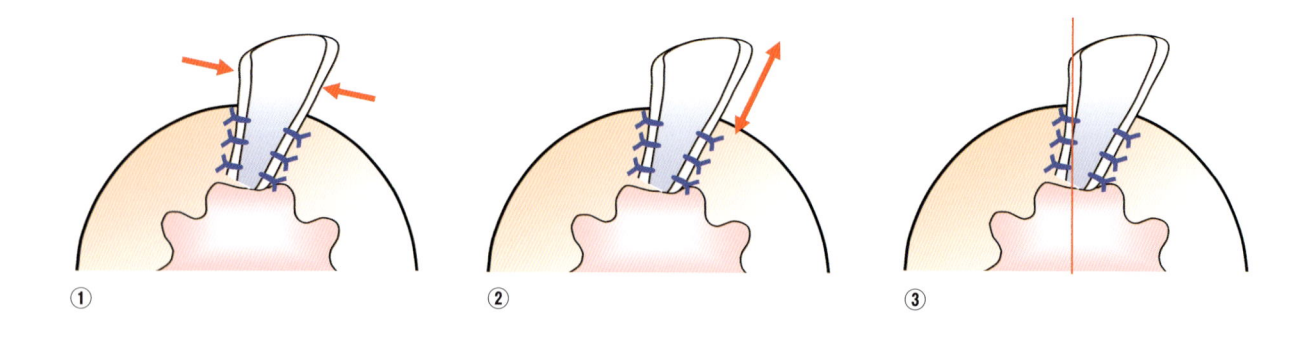

① 創はなだらかな皿状に形成し，創縁に段差が残らないようにする．
② ドレナージ創は大きくする．
③ 後方および前方の痔瘻では，ドレナージ創はなるべく正中から外して（正中線を中心として）左右非対称の形とする．

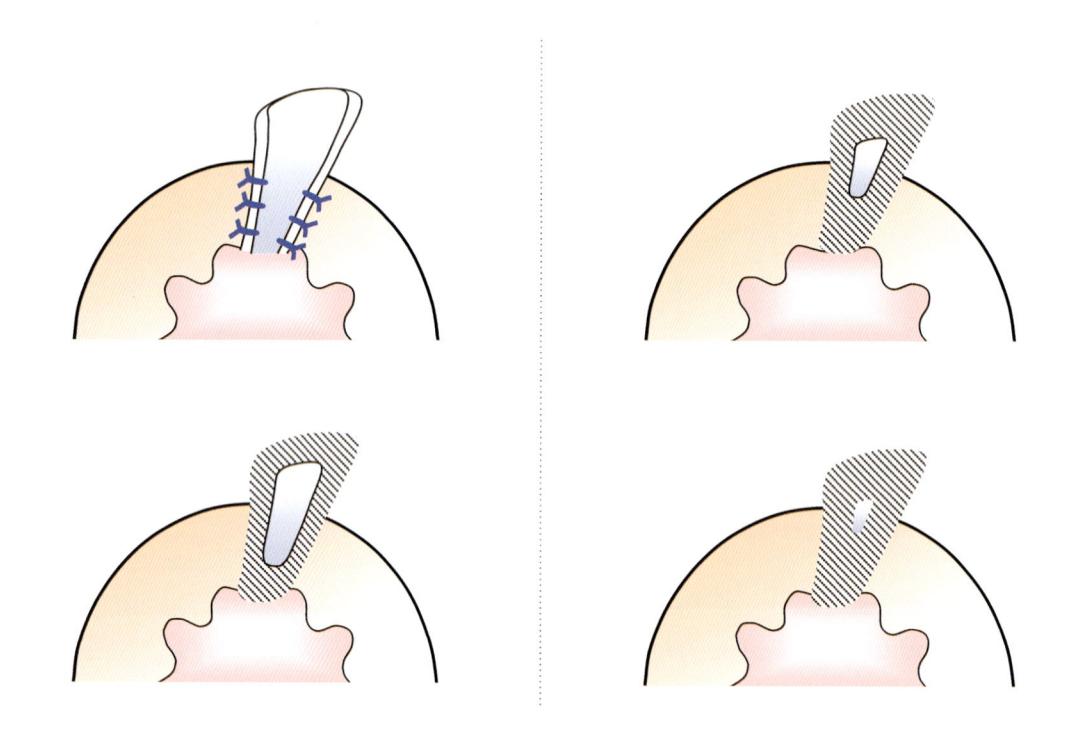

この3つのポイントを守ることによって，順調に創が治癒していく．

Part 2 　後方ⅡL型痔瘻（低位筋間痔瘻）に対する lay-open 法

特に注意すべきトラブルとその対策
「一次口側アプローチ」の際の一次口同定ミス

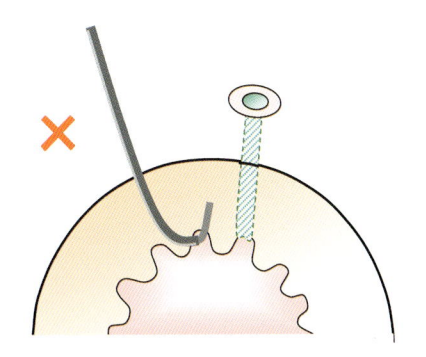

　瘻管を剥離牽引する前から，いきなり一次口と思われる場所にクリプトフックをつっこんではならない．
　高い確率で，一次口を間違ってしまう．

　一次口からクリプトフックをかけるには，必ず二次口側から瘻管をある程度剥離してから瘻管を牽引し，確実に一次口が陥凹するのを確認してから行う．

特に注意すべきトラブルとその対策
小さいドレナージをつくったらどうなるか？

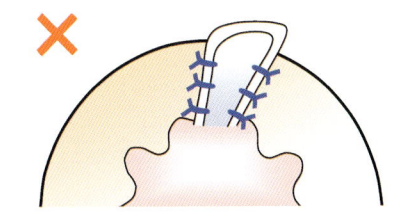

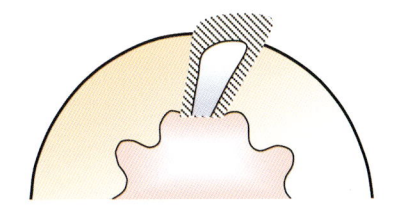

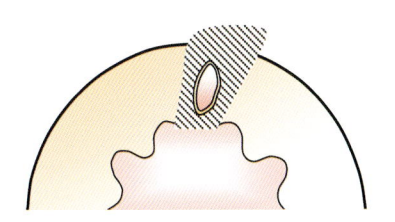

　小さいドレナージでは肛門縁より外側の創が先に治ってしまうため，肛門管側の創の治癒が遅れて裂肛のような状態になり，難治創を形成しやすくなる．

⇨大きめの創にする．

特に注意すべきトラブルとその対策

> 左右対称のドレナージをつくったらどうなるか？

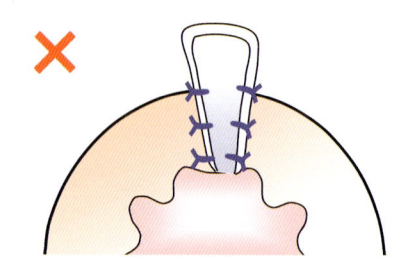

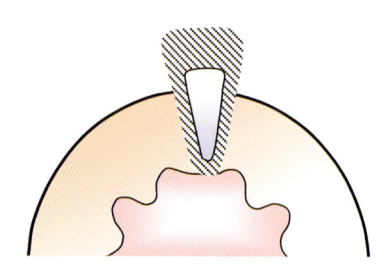

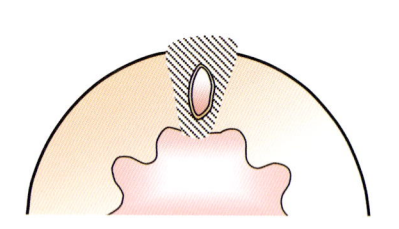

正中部位はもともと治癒が遅れやすい場所である．
　ここに左右対称の創をつくってしまうと，正中部位の創が最後まで残って治癒が大幅に遅れてしまうことがある．

⇨左右非対称の創にする．

特に注意すべきトラブルとその対策

> 創縁の縫合を省略したらどうなるか？
> 創縁に段差が残っていたらどうなるか？

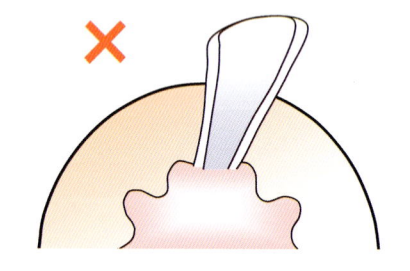

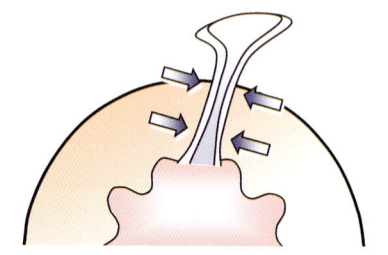

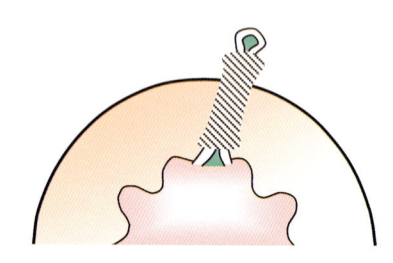

　創縁の縫合を省略したり，創縁に段差が残っていると，左右の皮膚がくっついて皮下痔瘻のようになることがある（皮膚は治る速度が速い）．

　⇨創縁の縫合を行う．
　　創は皿状に形成し，辺縁の急峻な段差をなくしておく．

Part 2　後方ⅡL型痔瘻（低位筋間痔瘻）に対する lay-open 法

「後方ⅡL型痔瘻（低位筋間痔瘻）に対する lay-open 法」に関連した術式

ⅡL型痔瘻にⅡH型痔瘻を合併している場合（ⅡL＋ⅡH）の対処

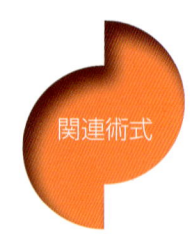

関連術式　ⅡL型痔瘻にⅡH型痔瘻を合併している場合（ⅡL＋ⅡH）の対処

Ⅱ型痔瘻（筋間痔瘻）には3つのパターンがある.

① ⅡL型：低位筋間痔瘻
② ⅡH型：高位筋間痔瘻
③ ⅡL＋ⅡH型：両者の合併

ⅡL型については，他項で解説する切開開放術およびseton法でほとんど対応できる.

ここではⅡL型にⅡH型を合併しているⅡL＋ⅡH型の対処法を示す.
この2つの痔瘻はしばしば合併しており，ⅡL型を手術するつもりで麻酔をかけたらⅡH型を合併しているのに気づくこともある.
このような場合に困らないよう，あらかじめ対処法を知っておく必要がある.

またⅡH型単独の痔瘻はⅡL＋ⅡH型より手術難度が高いので，本書では触れない.

⇧ 背中側

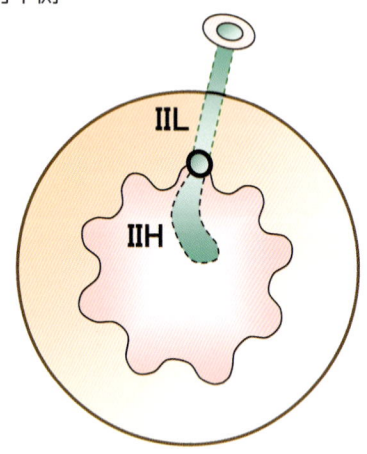

ⅡL痔瘻では，ⅡHを合併していることがしばしばある.
ⅡHを合併している場合，歯状線より口側の粘膜下にイモムシ状の瘻管を触れる.
（ⅡL痔瘻の手術をするときには必ず確認する必要がある）

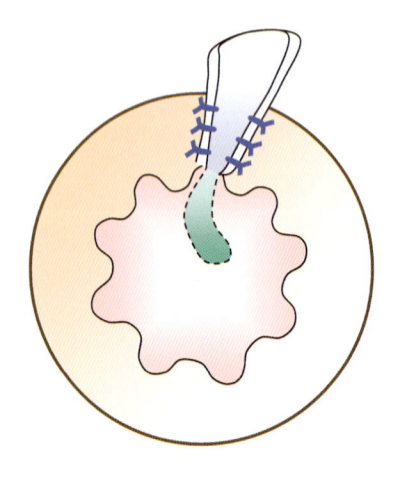

ⅡHを見逃して，ⅡLだけ処理してしまうと……

52

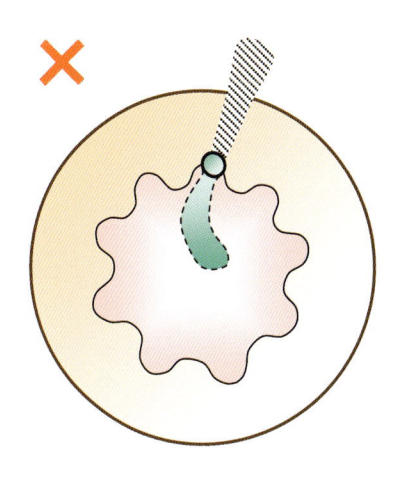

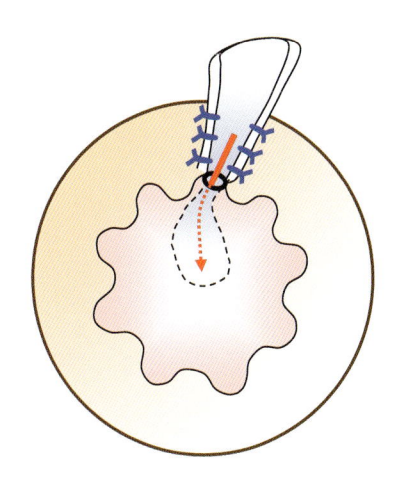

Part 2 | 後方ⅡL型痔瘻（低位筋間痔瘻）に対する lay-open 法

　ⅡLが治癒した後も，ⅡHの瘻管が遺残して疼痛や排膿が持続する．
　医師がⅡHに気づかないと，ⅡLが治癒しているので，
　「痔瘻は治ってるから大丈夫」
と思ってしまう……

　このような場合の対処法を示す．
　ⅡLは lay-open を行う．
　ⅡHの瘻管は掻爬して drainage を形成する．
　ⅡLの瘻管がふさがる前にⅡHの瘻管がふさがるように，drainage 形状を整えるのがカギとなる．

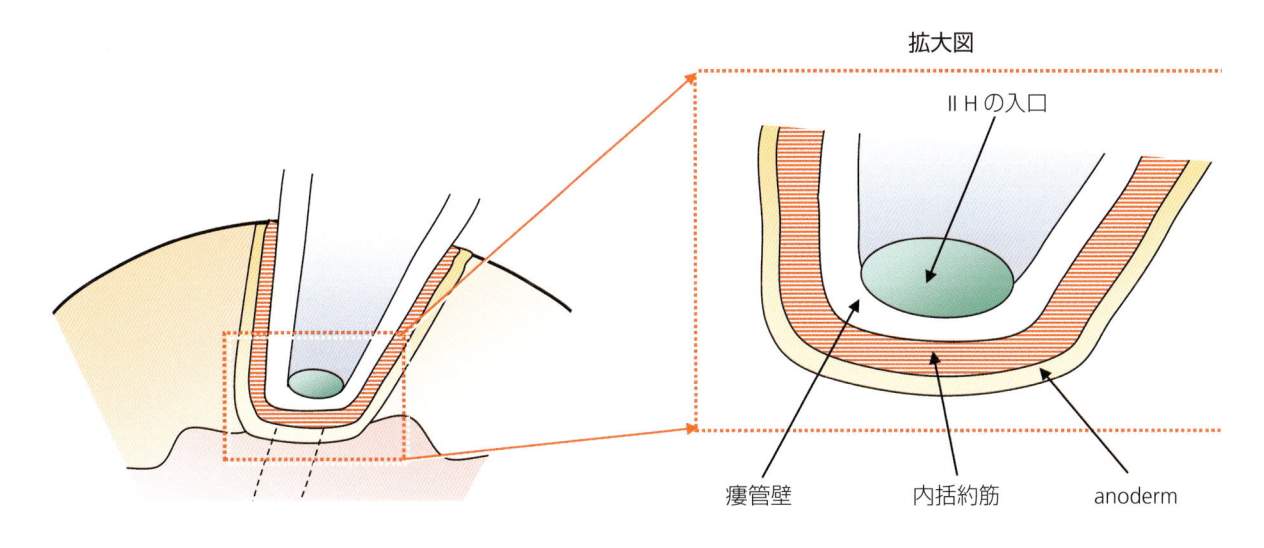

拡大図

ⅡHの入口

瘻管壁　　内括約筋　　anoderm

ⅡLの瘻管は先述した手順で lay-open する．

さらにⅡLの瘻管内腔を口側にたどっていくと，ⅡHの入口が見つかる．

ⅡHの瘻管を鋭匙で掻爬する．

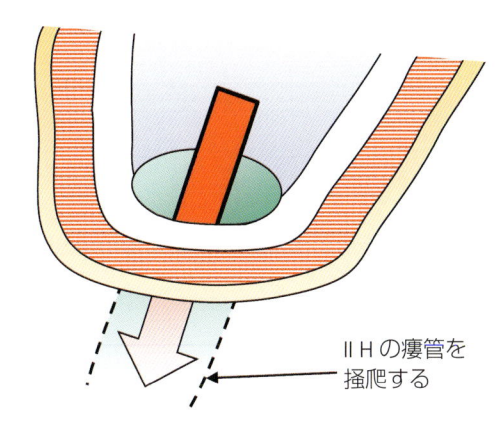

ⅡHの瘻管を掻爬する

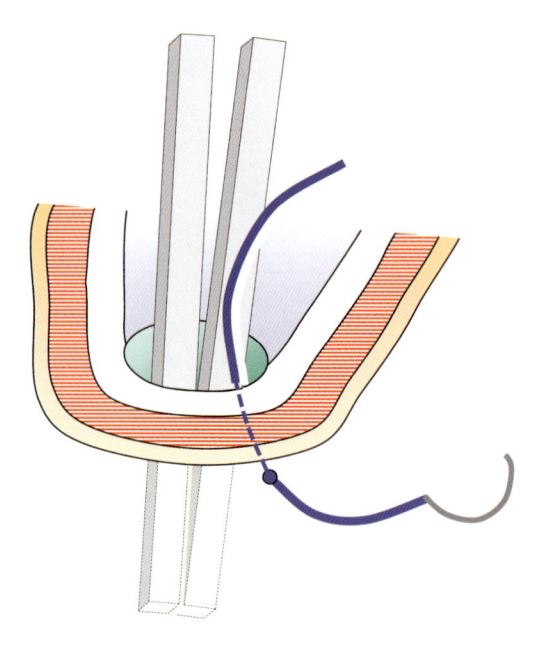

ⅡH入口の辺縁を吸収糸でかがり縫いして，ⅡHのdrainageを作成する．
　ⅡHの瘻管に摂子を挿入した状態でやるとやりやすい．

段差がなくdrainageが効いた形になるように，ⅡH入口部位の辺縁の形を整える．

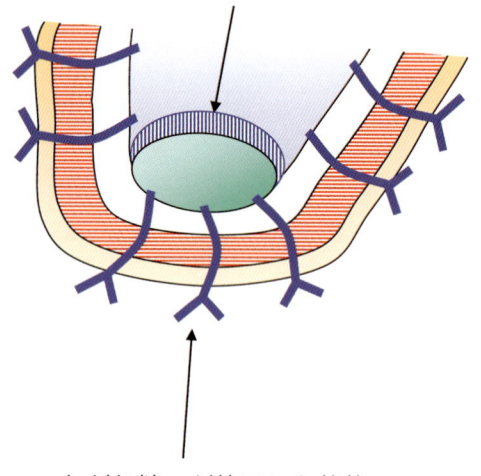

かがり縫いが終了した状態．
瘻管壁・内括約筋・anodermが一括で縫合されることになる．

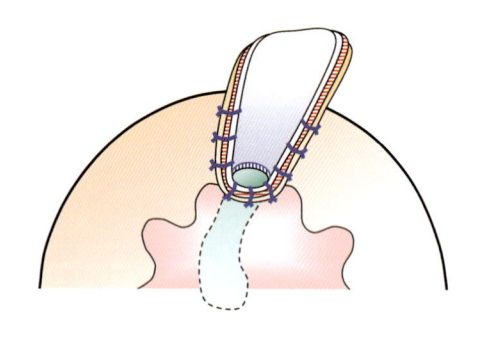

手術終了時の状態．
　ⅡLの瘻管がふさがる前にⅡHの瘻管がふさがらなければならない．

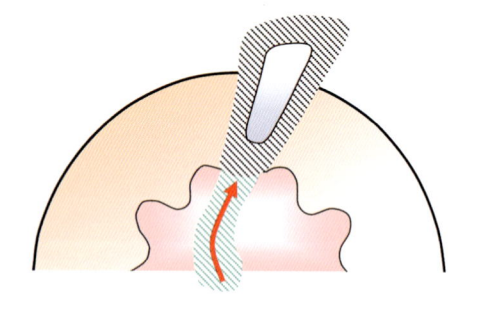

ⅡHの瘻管がふさがった状態．

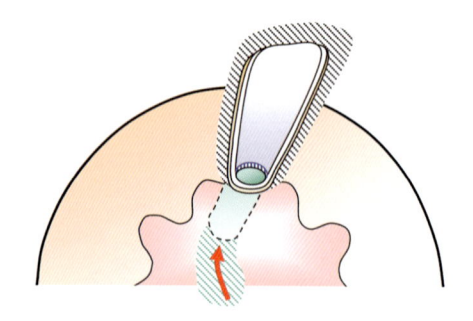

ⅡHの瘻管が十分掻爬されており，ⅡH入口部位のdrainage形状が良好であればⅡHの治癒は速い．

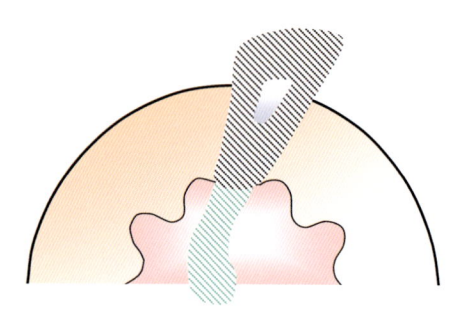

ⅡLの瘻管がふさがって痔瘻が治癒する．

Part 3

前側方 II L 型痔瘻（低位筋間痔瘻）に対する seton 法

【注】イラストの都合上，Part 2 および Part 3 の痔瘻の章では，イラストの上側を肛門の 6 時方向（背中側）として解説する．

3-1 seton法で生じるトラブルと対処法

seton法で生じるトラブルと対処法を表3に示す．

表3　seton法で生じるトラブルと対処法

痛み
- setonを強く締めすぎると痛みを生じる．

早期脱落
- setonを強く締めすぎると早期脱落し，変形のリスクが生じる．

難治化
- setonは奥から手前に浅くなってくる必要がある．
- setonが手前から奥にめり込むと難治化が起こる．

締め直しが大変
- 臀裂が深い症例では締め直しに難渋し，痛みを生じやすい．

いつまでたってもsetonが脱落しない
- setonを締めすぎるのは厳禁だが，逆に緩すぎる状態で長期間放置するのもよくない．
- setonは「組織に軽く接触する程度」を保つ．

瘻管内腔に正確にsetonを留置できていない
- 瘻管内腔の同定手順はlay-open法と同じ．
- 二次口側からと一時口側からのアプローチがある．

遺残膿瘍
- 瘻管が完成しておらず，膿が残っているような場合には，setonを早く脱落させてはならない．
- 膿瘍を取り残して再発することがある．

Part 3 前側方ⅡL型痔瘻（低位筋間痔瘻）に対する seton 法

括約筋温存術を手がけるのは十分経験を積んでから

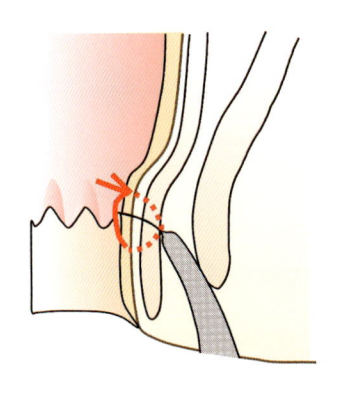

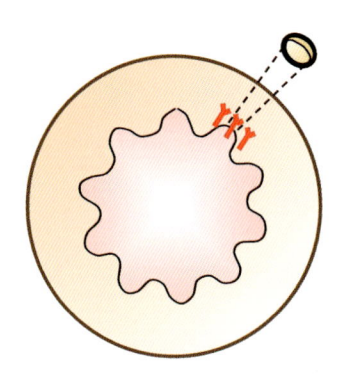

括約筋温存術は，「適応の見極め」ができ，「正確な瘻管剥離の技術」を有する熟練者以外は安易に手を出さない方がよい．

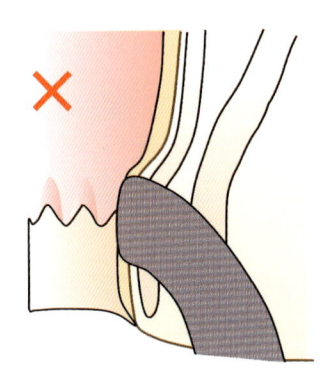

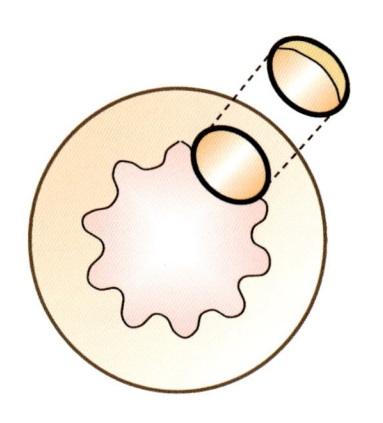

適応の見極めができないか，または正確な瘻管剥離を行う技術のない者が温存術を手がけてしまうと，瘻管剥離後に大穴をつくってしまうことがある．

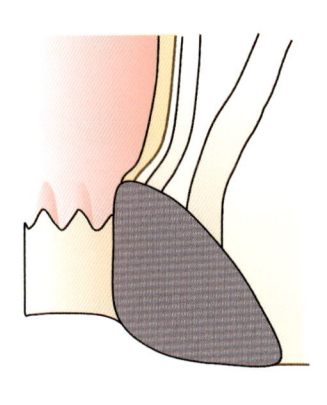

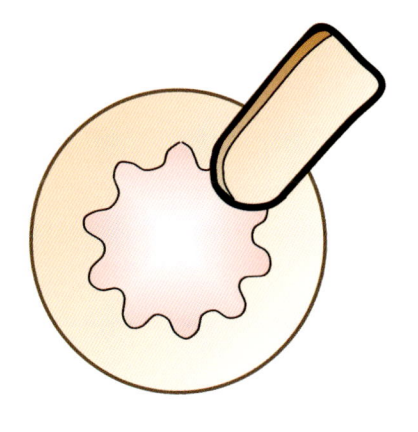

この場合入口を縫合閉鎖できないので，切開開放するしかなくなる．瘻管がすべてなくなった上に切開開放しているので，肛門に最大級の侵襲を与えてしまうことになる．

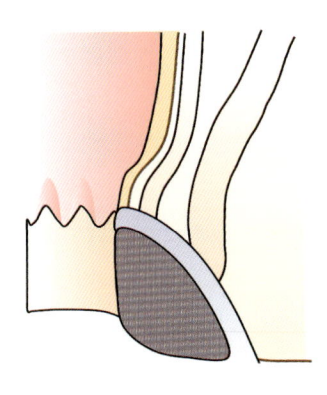

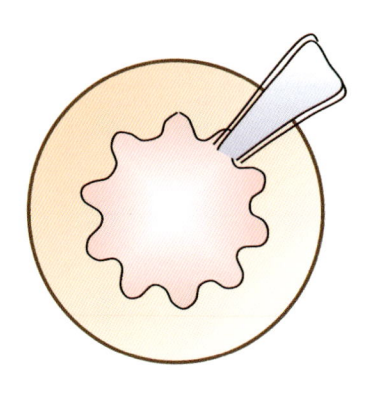

lay-open 法よりも甚大なダメージを肛門に与えてしまうわけである．
（lay-open 法では瘻管後壁を残せる）
左図: lay-open 法を行った場合の創．

以上の理由から，われわれの施設では前側方ⅡL型痔瘻の根治術式として

・適応の厳密な見極めを必要とせず，
・温存術のように失敗して大ダメージを与えるリスクもなく，
・再発率も温存術より圧倒的に低く，
・術者の技量にかかわりなく一定の好成績があげられる……
　といった多くの長所があるseton法をまず修得させる方針となっている．

　ただしこのseton法も，ポイントを押さえていないと色々なトラブルに遭遇してしまう．
　よって本稿ではseton法の「押さえるべきポイント」について解説を行っていく．

「seton法は括約筋温存術と比べて，変形や機能障害のリスクが高くなるのでは？」
という懸念があるかもしれないが，実際には「ポイントを押さえた治療」を行い，さらに後述する「寸止めseton法」などの手法が進化してきた現在，臨床上問題となるようなケースにはまず遭遇しなくなっている．

3-2 前側方ⅡL型痔瘻に対するseton法:
手術手順およびトラブル対策

▶手術手順

① 二次口が前側方にある痔瘻は，どこまで手を出すか？
② 瘻管の確保
　　（二次口側アプローチ）
　　（一次口側アプローチ）
③ seton留置後の経過

▶特に注意すべきトラブルとその対策

「締め加減」および「締めなおし」に関するトラブル
難治化
遺残膿瘍

手術手順❶ 二次口が前側方にある痔瘻は，どこまで手を出すか？

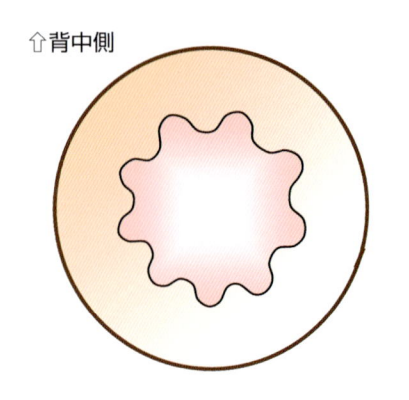

↑背中側

前側方に二次口がある痔瘻では，瘻管が直線状（ⅡL型痔瘻）か馬蹄状（Ⅲ型痔瘻）かを見極める必要がある．

そしてその見極めは専門家でもしばしば難しいことがある．

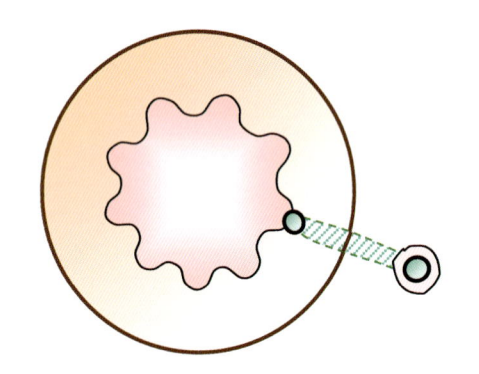

触診でⅡL型痔瘻の瘻管がはっきり触知できる場合には，この章で解説する seton 法で対処すればよい．

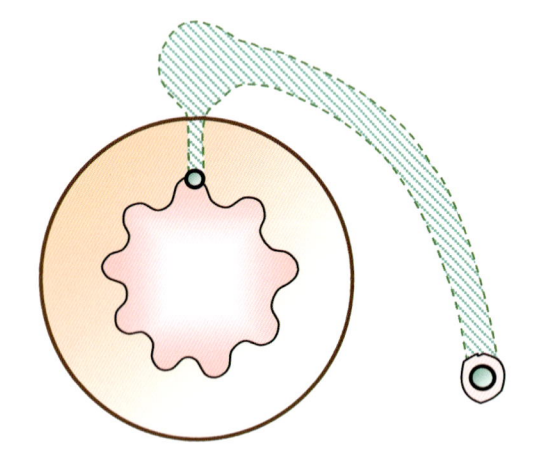

いっぽう触診でⅡL型痔瘻の瘻管が触知できない場合には，注意が必要である．

このようなケースは，かなりの割合でⅢ型痔瘻が含まれる．

以上の理由から，Ⅲ型痔瘻の手術に自信があるのでなければ，二次口が前側方にある痔瘻の手術は「触診ではっきりⅡL型痔瘻と診断できるケース」だけに限定したほうが安全である．

60

Part 3 　前側方ⅡL型痔瘻（低位筋間痔瘻）に対する seton 法

手術手順❷　瘻管の確保（二次口側アプローチ）

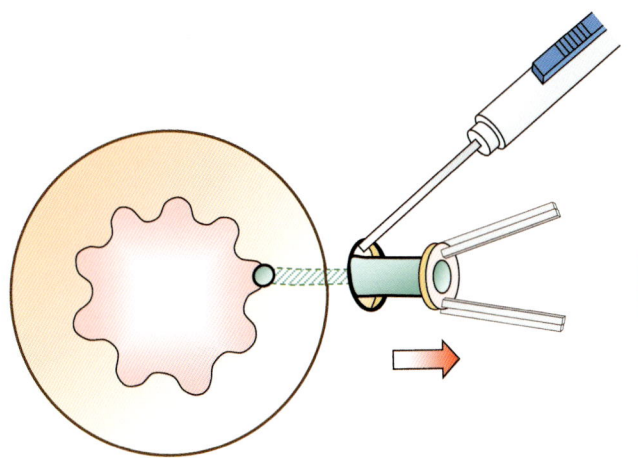

二次口側からある程度瘻管を剥離する．

瘻管内腔をはっきり同定できた時点で……

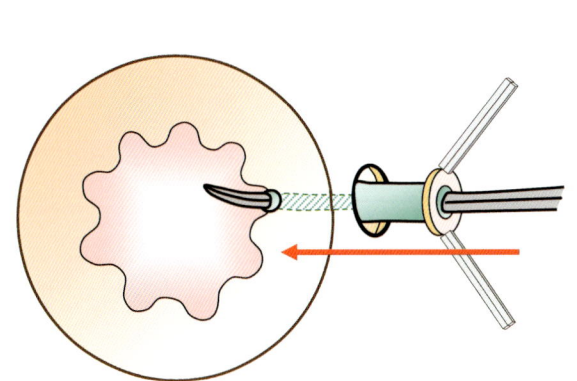

二次口側からモスキート鉗子を挿入し，瘻管を確保する．

　鉗子を挿入しづらい時は，瘻管を二次口側から少しずつ切開しながら行うとよい．

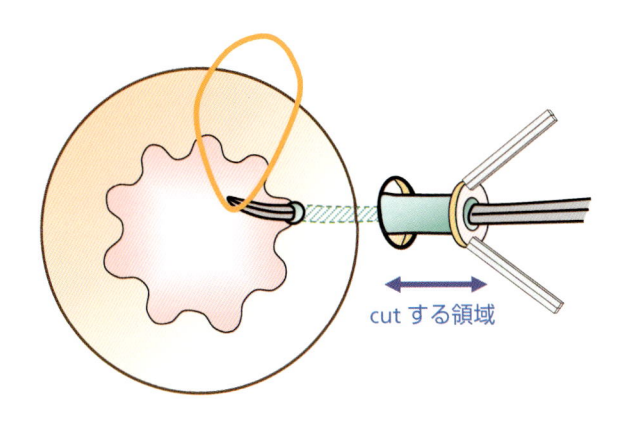

cut する領域

　seton（ゴム輪）を鉗子で把持して瘻管内に留置する．

　二次口近くの剥離した瘻管は cut する．

　ゴム輪は市販の事務用のものを使用している．

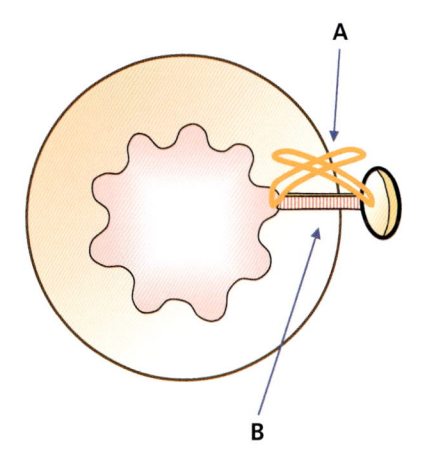

　seton は絹糸で結紮固定する．
　seton を強く締めすぎるのは厳禁（A）．
　anoderm（肛門上皮）は浅く切開しておく．
　切開しないと seton がいつまでも脱落しないことがある（B）．
　逆に anoderm の切開が深くても，術後にゴム輪の上に anoderm がかぶってきてしまう．

手術手順❷　瘻管の確保（一次口側アプローチ）

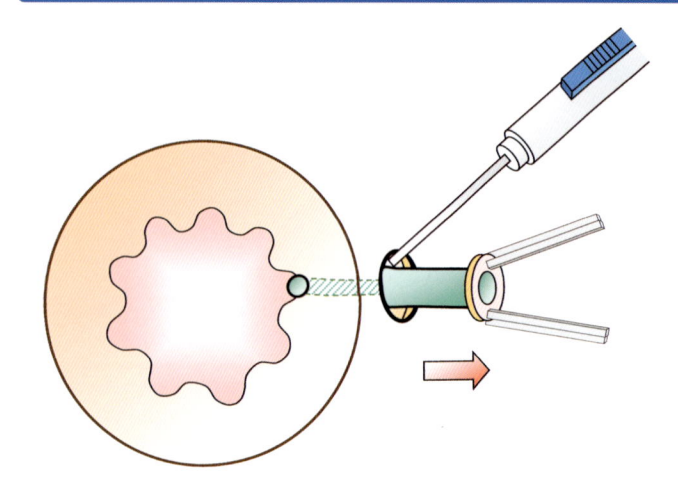

二次口側から瘻管内腔を同定しづらい場合，一次口側からアプローチする．

二次口側から瘻管を剝離してゆき，ある程度剝離した段階で瘻管を牽引すると，一次口の crypt が陥凹して同定できる．

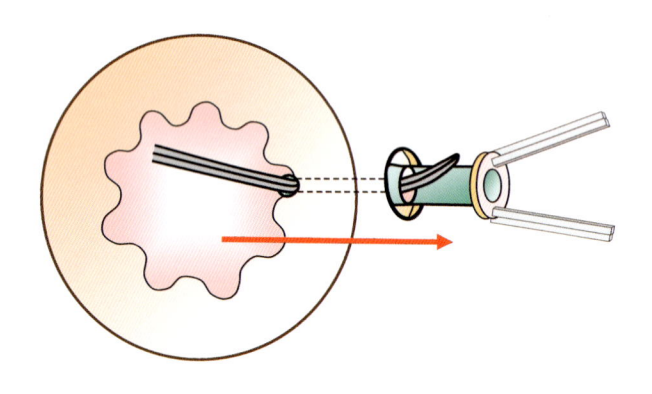

一次口を同定できたら，一次口側からモスキート鉗子を挿入し，瘻管を確保する．

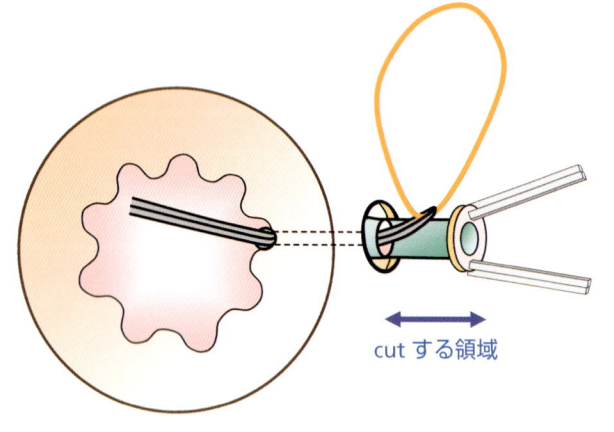

seton（ゴム輪）を鉗子で把持して瘻管内に留置する．

二次口近くの剝離した瘻管はcutする．

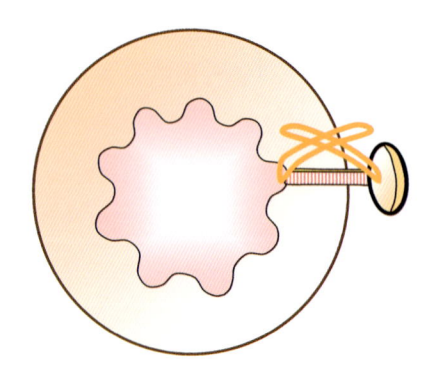

cut する領域

二次口側からのアプローチと同様の方法で seton を固定する．

Part 3 前側方ⅡL型痔瘻（低位筋間痔瘻）に対するseton法

手術手順❸ seton留置後の経過

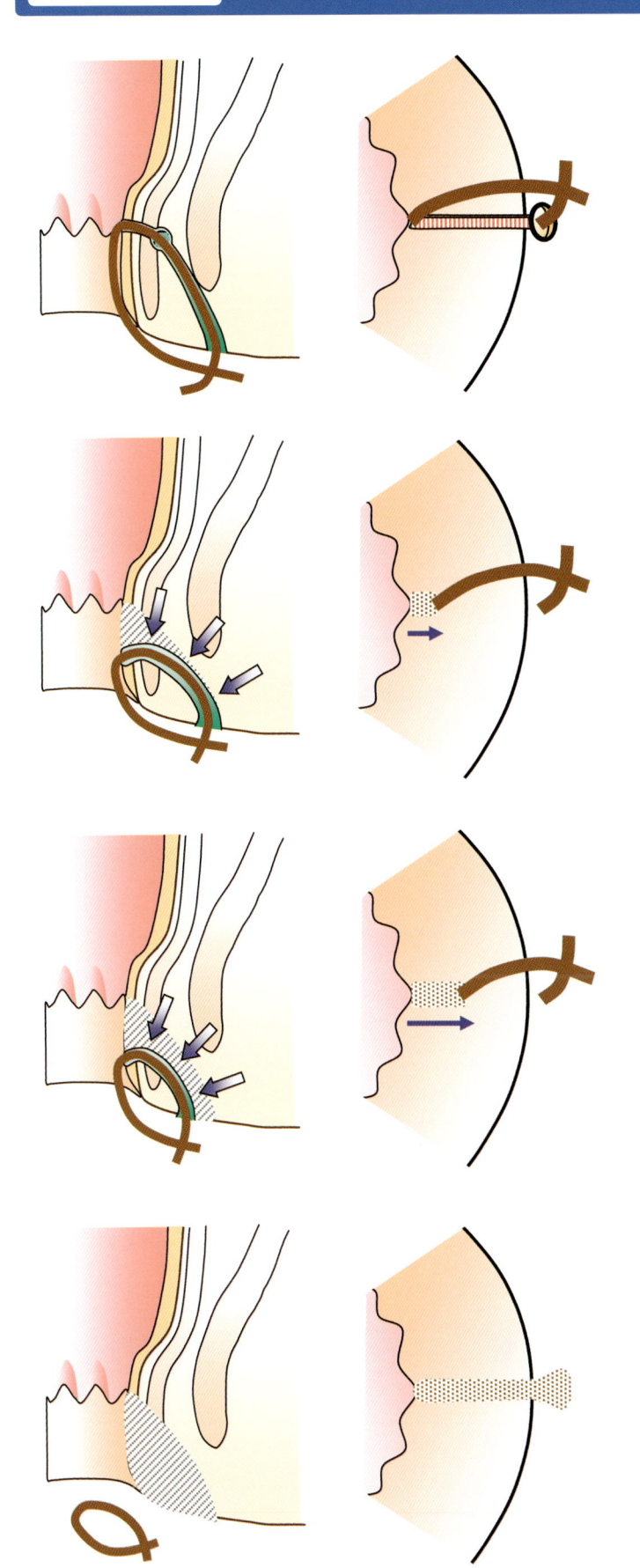

setonを留置した状態．

体にとってsetonは異物なので，体内からsetonを排除しようとする力がはたらき，徐々にsetonが押し出されてくる．
seton法とは，「setonで組織を締めつけて切る」ことを意図した治療法ではない．
瘻管に留置したsetonがdrainageを保ちつつ，体内から押し出されるのを待つ治療法である．
だからsetonを締めつけるのは厳禁．

順調に経過すれば，setonが奥から手前に向かって徐々に浅くなってくる．

setonがゆるんできたら，外来で少しずつ締め直していく．

setonが脱落して痔瘻が治癒する．

特に注意すべきトラブルとその対策

「締め加減」および「締めなおし」に関するトラブル

seton を強く締めすぎるのは厳禁.

激痛が起こるのは当然として，seton が早期に脱落することで変形をきたすリスクが生じ，膿をうしろに取り残すことで遺残膿瘍をきたすリスクもある.

よって seton はなるべくゆるく留置するのが原則となる.

ただし seton がゆるいまま長期間放置していてもトラブルの原因となる.
seton を半年も1年も留置しているとクレームが発生したり，我慢できなくなった患者が治療から脱落することがある.

以上の理由より，seton の締め加減は「組織に軽く接触する程度」が適切と考えている.
実際この程度の締め加減であれば，上記のトラブルにはまず遭遇しない.

臀裂が深い人に術後の seton 締めなおしを行う場合，適切な締め加減で固定するのは難しい.
深いところの操作を強いられ，しばしば痛がらせてしまう.

Part 3 前側方ⅡL型痔瘻（低位筋間痔瘻）に対するseton法

特に注意すべきトラブルとその対策

> 難治化

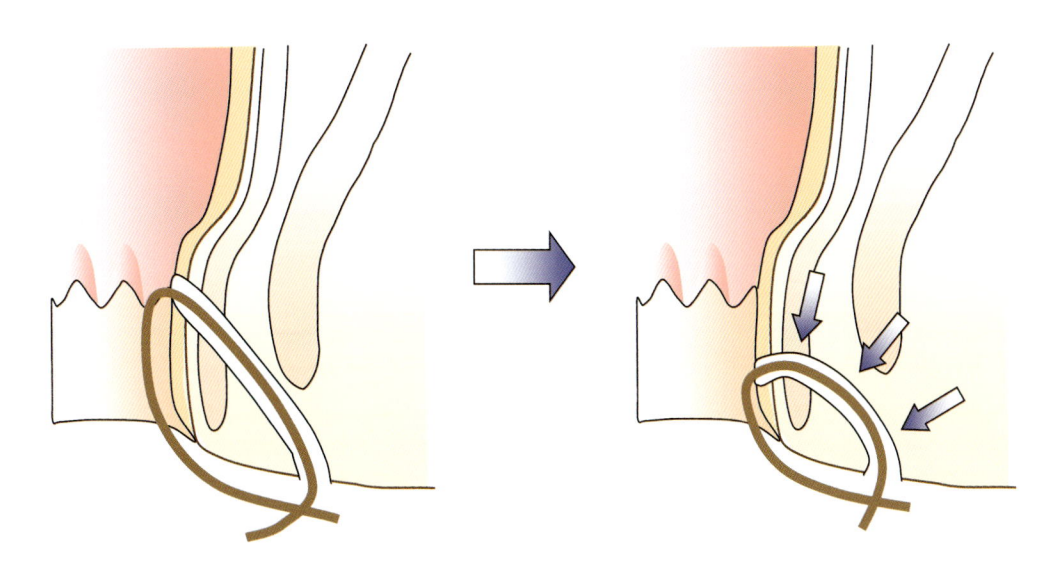

seton は奥から手前に浅くなってくる必要がある．

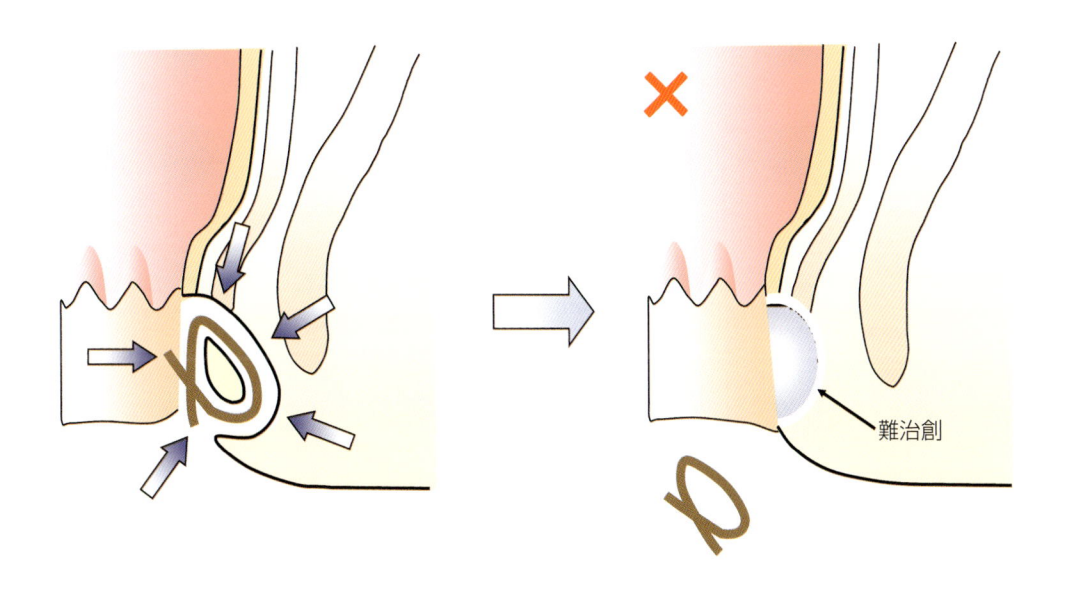

難治創

seton が手前から奥に向かってめり込んでいくと，創が肛門管内に残って難治創をつくる．

1 「締めなおしの問題」および「難治化」の対策

筆者らが行っている一案を示す．

ネラトンカテーテル（図17）を1cmくらいの長さに切って用意しておく．
以下，これをストッパーと呼ぶ．

図17

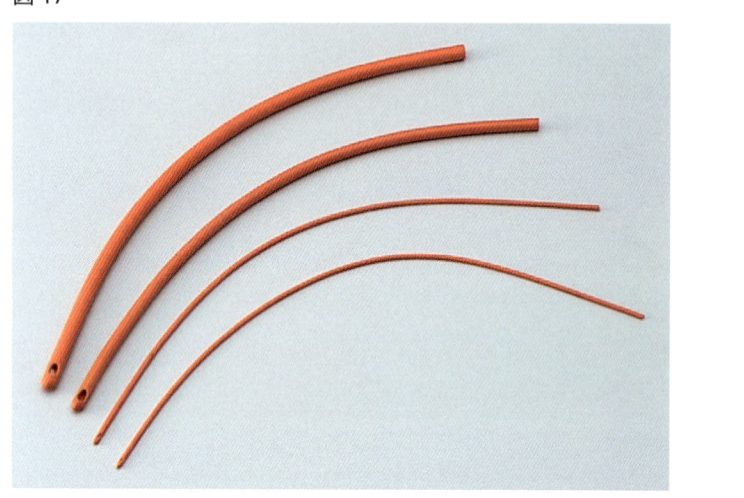

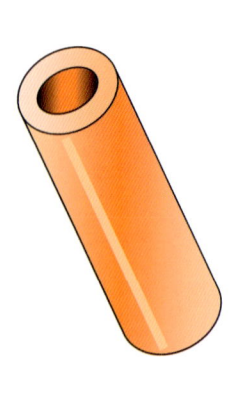

市販の事務用ゴム輪をsetonに使うのであれば，8Fr.程度のネラトンをストッパーに用いるのが手頃．

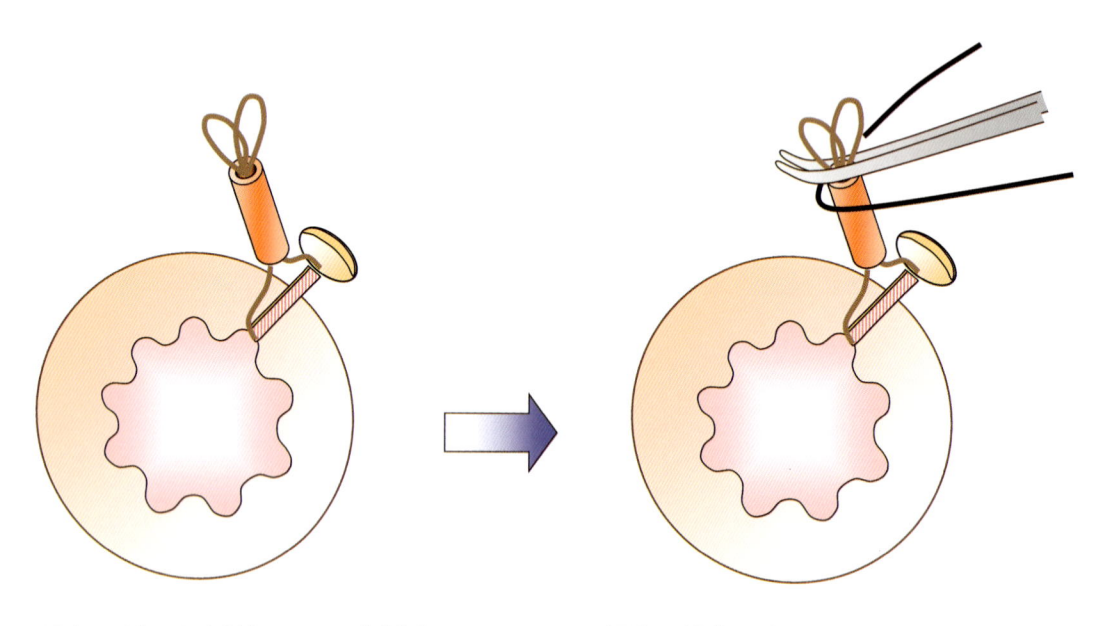

ストッパーの内腔にsetonを通す．

絹糸で結紮固定する．
絹糸がストッパー内腔にもぐりこまないよう，糸は太いもの（4号）を用いている．

Part 3 ｜ 前側方ⅡL型痔瘻（低位筋間痔瘻）に対する seton 法

2 術後の締めなおし

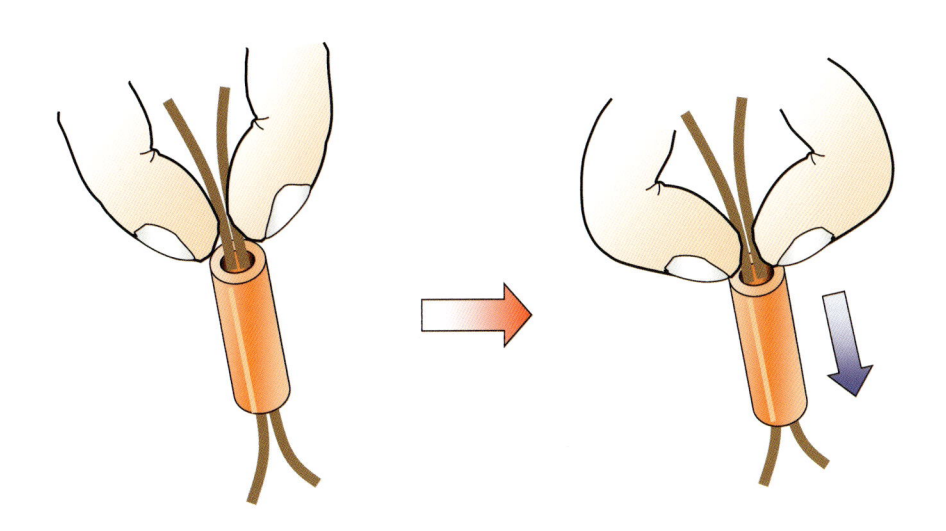

ゴムをつまんで爪の先でストッパーを送り込むと，手前の良好な視野で楽に締めなおしができる．

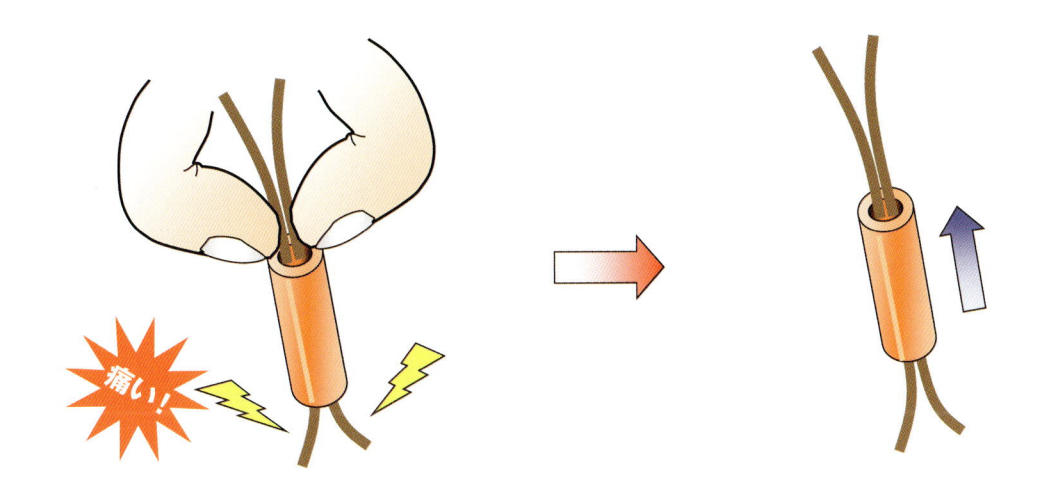

締めすぎて痛みを訴えるようであれば……   容易にゆるめることができる．

ストッパー留置による違和感や痛みをを訴える場合には，ストッパーを外して通常の固定法（seton を直接絹糸で結紮固定する方法）に切り替えればよい．

ストッパーは剪刀で切開して容易に外すことができる．

67

3 締め直しの実際

図18

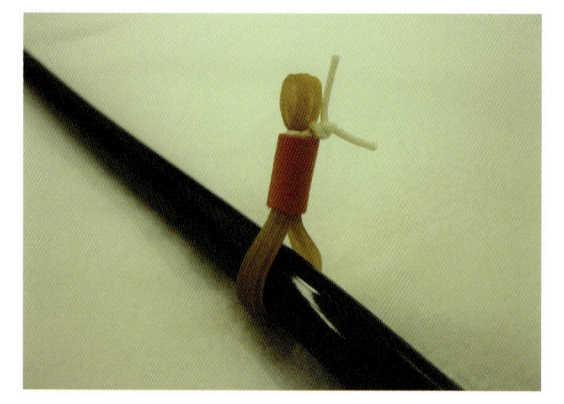

seton がゆるんだ状態．

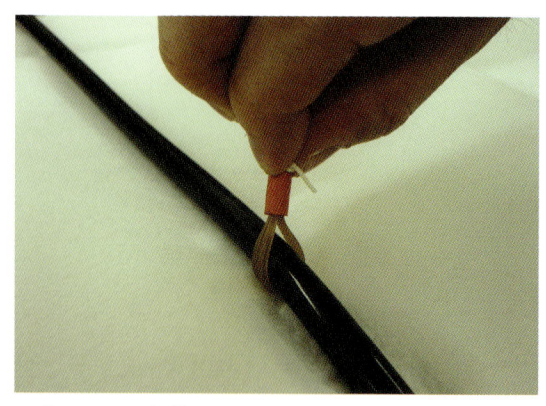

ストッパーを指でつまんで……

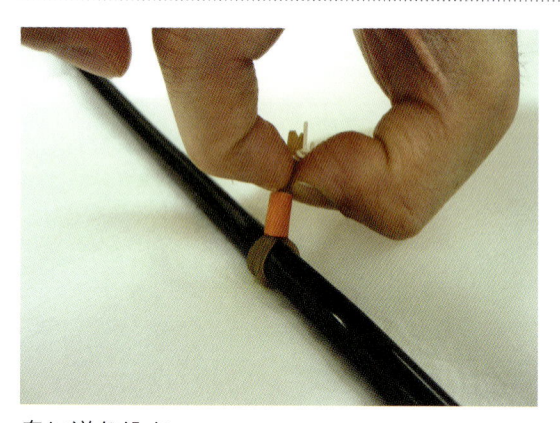

奥に送り込む．

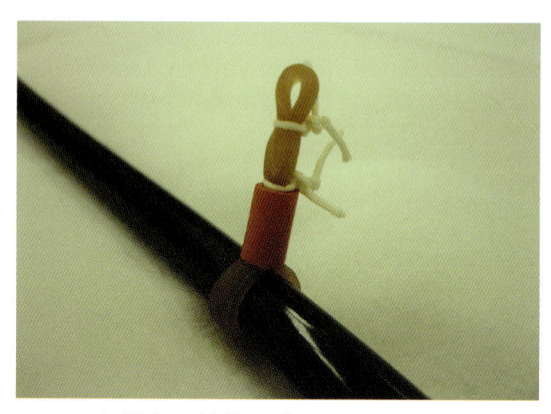

seton を絹糸で結紮固定する．

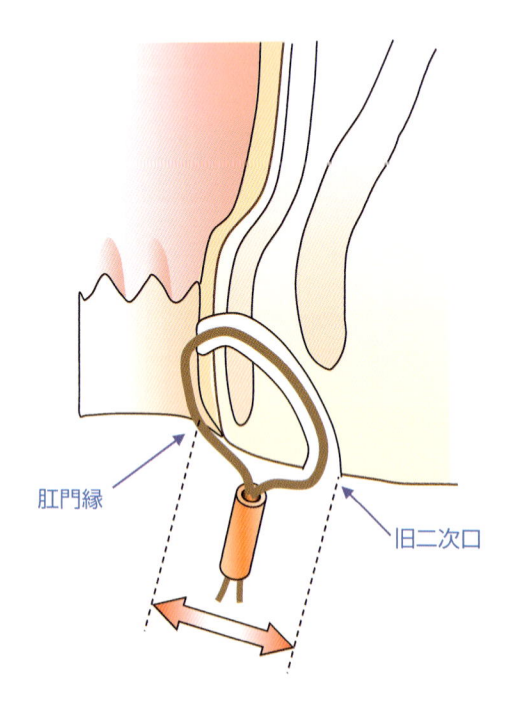

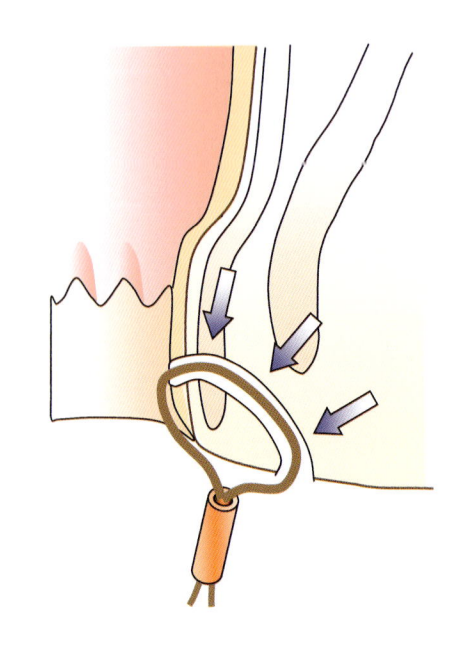

肛門縁　　旧二次口

ストッパーはつねに旧二次口と肛門縁の間に存在し，アンカーの役割を果たす．
seton のめりこみを予防し，難治化を防ぐことができる．

Part 3 前側方ⅡL型痔瘻（低位筋間痔瘻）に対する seton 法

特に注意すべきトラブルとその対策

遺残膿瘍

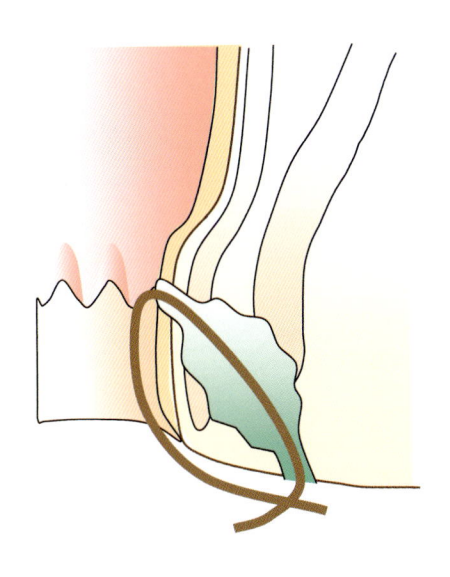

しっかりした瘻管が完成しておらず，膿が残っていてグチャグチャしている時期（膿瘍期という）の痔瘻に seton 法を行う場合には注意が必要．

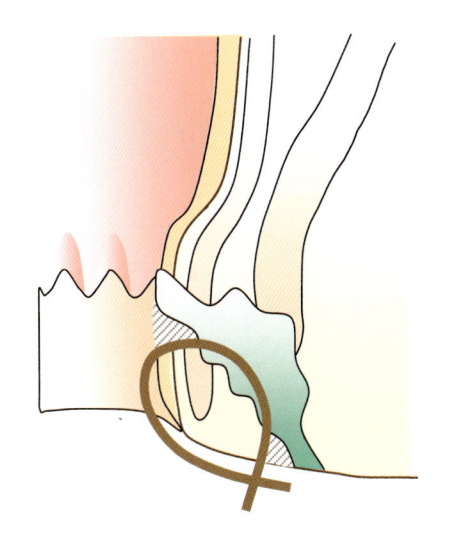

この膿瘍期の痔瘻に tight seton（ゴム輪）をかけ，はじめから強く締めて連続的に離断してはならない．

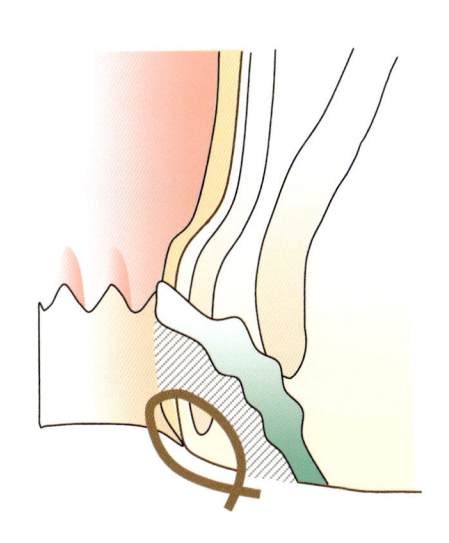

このような場合，seton が速く浅くなりすぎて膿瘍腔をうしろに取り残してしまうことがある．

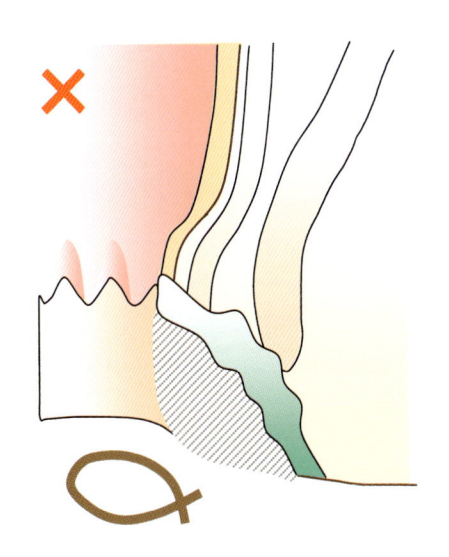

seton が脱落しても瘻管が残って再発してしまう．

このような痔瘻の対処法を示す．

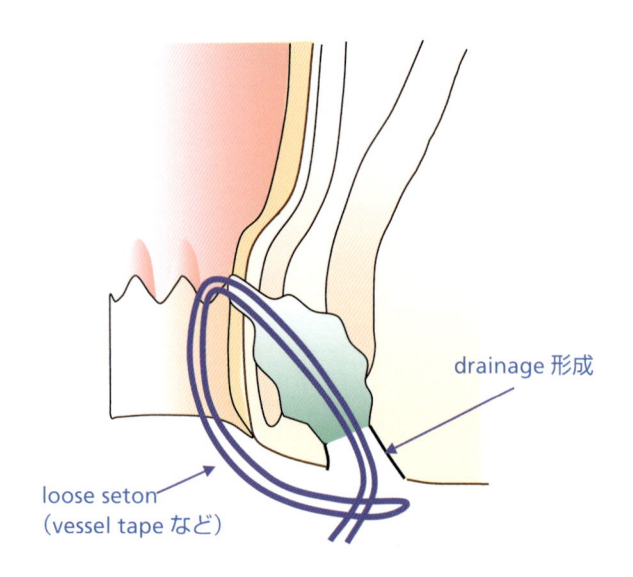

loose seton
（vessel tape など）

drainage 形成

はじめに瘻管内腔を掻爬してdrainageを形成したうえで，loose seton（vessel tapeなど）をループ状にして留置しておく．

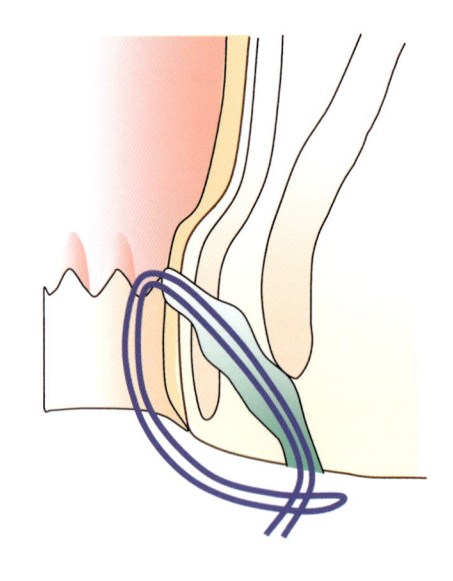

loose setonをこのまま留置しておくと，膿が排出されて膿瘍腔が消失してくる．

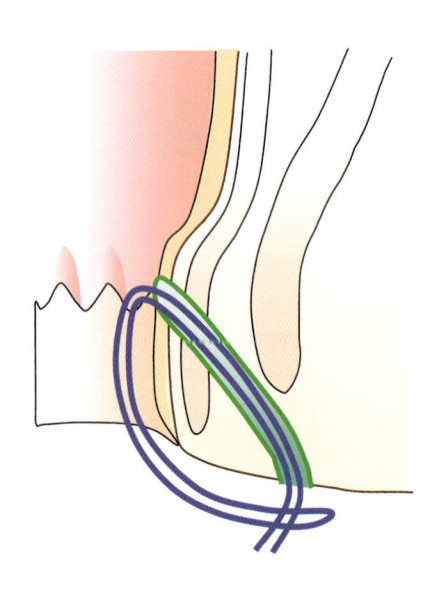

徐々に瘻管壁が形成されて通常の慢性期の痔瘻と同じ状態になる．
（2〜3週間くらい待ったほうがよい）

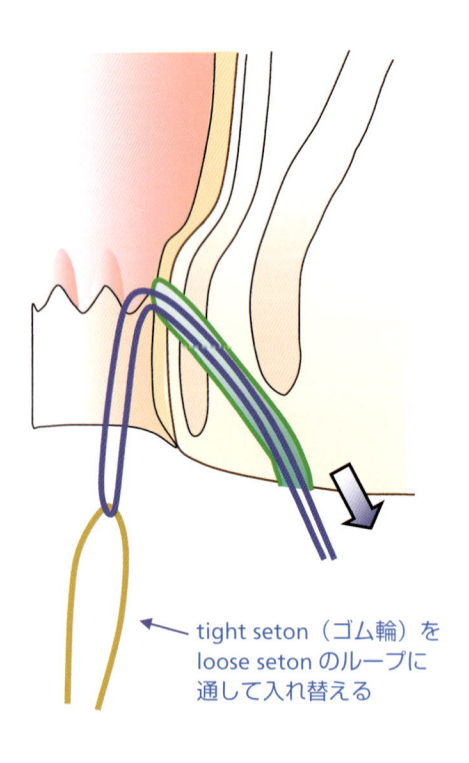

tight seton（ゴム輪）を
loose seton のループに
通して入れ替える

この段階になったら，外来でloose setonをtight seton（ゴム輪）に入れ替える．
　図のようにあらかじめloose setonをループ状にして留置しておけば，入れ替えを容易に行うことができる．

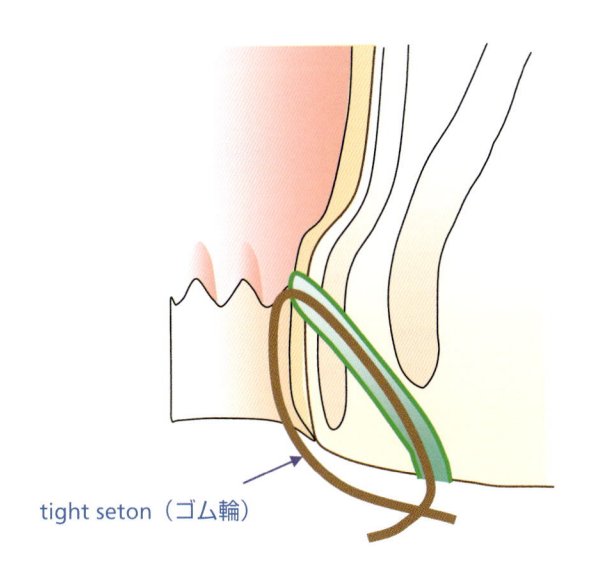

Part 3 前側方 II L 型痔瘻（低位筋間痔瘻）に対する seton 法

あとは通常の seton 法と同じ手順で定期的に少しずつ締めてゆき，ゆっくり脱落させる．

tight seton（ゴム輪）

| 参考 | 寸止め seton 法 |

seton 法の侵襲を極限まで小さくし，治癒期間も短縮できる方法がある．通常の seton 法に習熟したら試してみることをお勧めしたい．

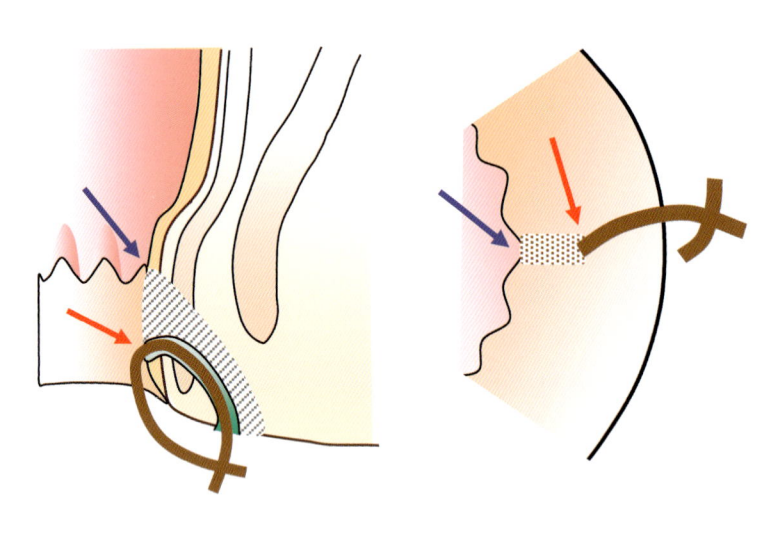

seton が浅くなり（赤矢印），歯状線上にある「元一次口」の位置（青矢印）より明らかに手前まで浮いてきていれば……

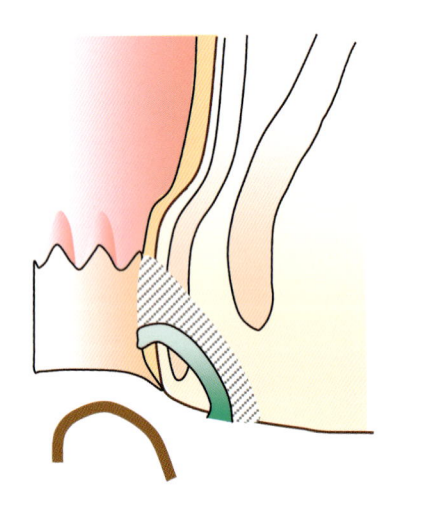

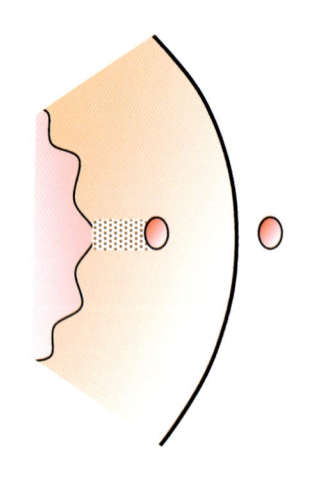

この時点で seton を抜去する作戦がある．
（寸止め seton 法）

たいていそのままふさがって治ってしまう．

この方法であれば肛門縁は intact に保たれて変形が起こらない上に，治癒期間も短縮できる．

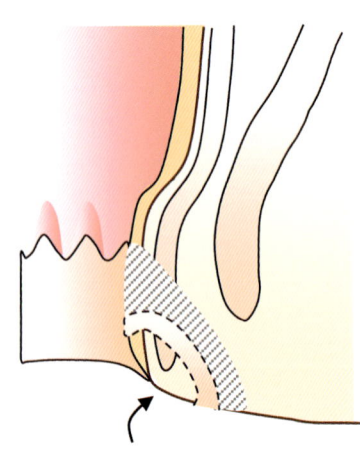

肛門縁は intact に保たれる

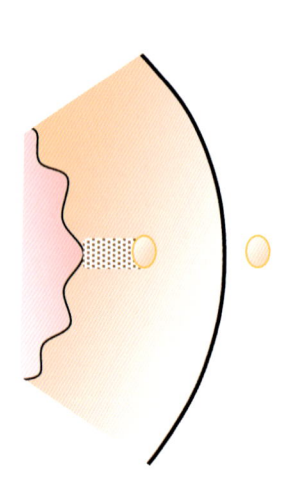

Part 3 前側方ⅡL型痔瘻（低位筋間痔瘻）に対するseton法

　setonを抜去しても創がふさがらないケースもまれにあるが，この場合瘻管にゾンデやナイロン糸を挿入し，これをガイドに再度setonを留置する．（外来で容易にできる）

　その後は通常のseton法と同様setonが脱落するまで待てばよい．

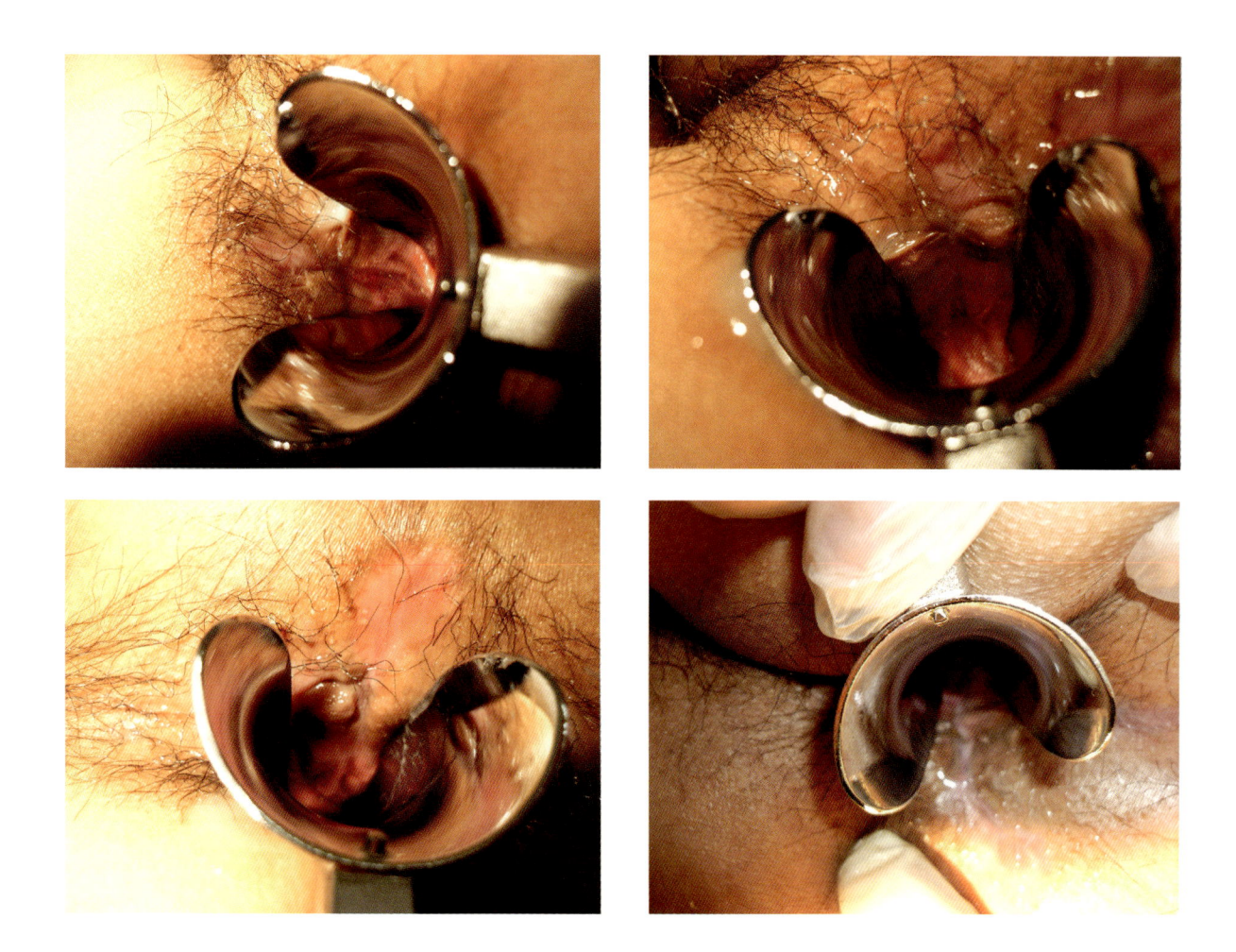

　この「寸止めseton法」で治癒した状態を示す．

　anodermを切開しているので線状の瘢痕は認められるが，肛門縁の筋肉は離断されていないため，肛門縁の変形はまったく起こっていないのがわかると思う．

▶なぜこんなやり方で治るのか？

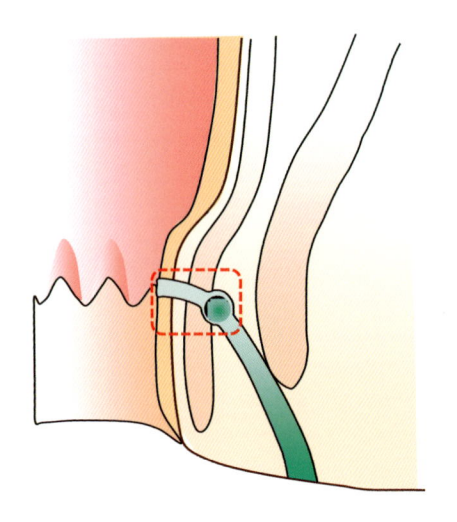

痔瘻を手術で治すには，一次口〜二次口までの全瘻管を処理する必要はない．
（＝全瘻管をsetonで離断する必要はない）

一次口〜原発巣（点線の領域）さえ確実に処理すれば（＝setonで離断すれば）痔瘻は治ることがわかっている．

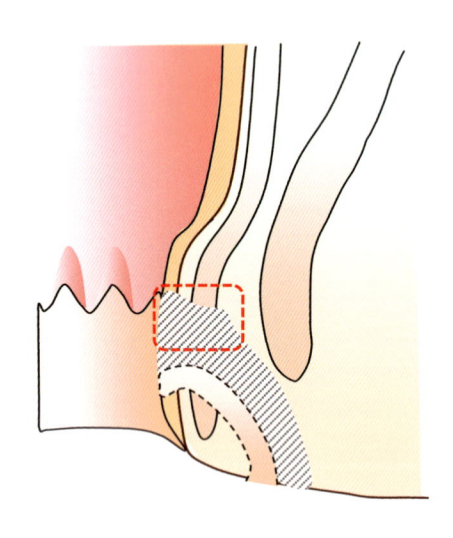

だからsetonがある程度浅くなった時点で抜去するのであれば，一次口〜原発巣はすでにsetonによる離断が完了しているので，setonを抜去してもそのままふさがって治ることになる．

師匠の一言：痔瘻

辻仲病院柏の葉 院長・理事長　辻仲康伸

　低位筋間痔瘻は痔瘻の中で最も多いタイプであり，痔瘻の発生と成長の基本となるものである．
　瘻管を切開開放すること，あるいはsetonを用いることはしばしば二律背反的に論じられてきた．
　しかしながらひとつの術式に固執するのではなく，痔瘻の状況に応じて両者の術式を正しく使い分けられることが臨床家にとって重要であると考える．
　本稿にあるネラトンによるストッパーを用いたseton法は，実に独創的かつ合理的であり，愉快な治療法ではないか．

Part 4

慢性裂肛に対する LSIS＋裂肛ドレナージ

LSIS：Lateral Subcutaneous Internal Sphincterotomy
（側方内括約筋切開法）

【注】イラストの都合上，Part 4 および Part 5 の裂肛の章では，イラストの上側を肛門の 12 時方向（腹側）として解説する（痔瘻のイラストと上下逆）

4-1 裂肛の手術適応

　裂肛の手術適応は，一般に慢性裂肛で皮垂を伴っているような場合とされている．ただしこのような場合にも，最初から全員に手術を勧めるのではなく，しばらく保存的治療を行ってみてもよい．

　いくら慢性裂肛で悩んでいる人であっても，いきなり手術と言われて同意してくれる人は多くない．

　このような場合には，まず3カ月ほど保存的治療を行ってみて，保存的治療で改善しない場合に限って手術を勧めるようにすればよい．

　ただし3カ月保存的治療を続けても治らない場合には，手術を勧めた方がよい．
　これ以上漫然と同じことを続けても状況は改善しないし，長期間放置しておくと肛門狭窄をきたしてしまう．

　また，明らかな肛門狭窄を認める場合には，最初から手術を勧めるべきなのは言うまでもない．肛門狭窄は保存的治療では治らない．

4-2　LSISとSSGの使い分け

内括約筋レベルの異常か，anoderm（肛門上皮）不足かで術式を使い分ける必要がある．

・内括約筋レベルの異常（tonus過剰や狭窄）であれば，LSISの適応となる．
・anodermが不足しているのであれば，SSGが必要となる．

大半の裂肛では内括約筋のtonus過剰や狭窄を認める．このような場合にはLSISを行えばよい．

いっぽう重症の裂肛でanodermレベルの狭窄もきたしており，示指が入らないくらい狭くなっている場合にはSSGが必要となる．

実際には裂肛症例でSSGが必要となるケースは一部であり，大半はLSISで対処できている．

SSGは裂肛による肛門狭窄より，むしろ痔核術後の肛門狭窄などに対して行われることが多い．
痔核術後でanodermを過剰に切除して狭窄を生じた場合には，LSISで内括約筋を広げても意味はなく，SSGで不足しているanodermを補う必要があるわけである．

4-3 LSIS：open 法と blind 法どちらがいいのか？

　熟練者であればいずれの方法でも安全に好成績をあげることができると考えられるが，初心者が手がける場合には open 法のほうがよいと考えている．
　よって本稿では open 法の解説を行う．

　open 法は anoderm 損傷のリスクがほぼ 0 であり，切開範囲も一定しているという長所がある．

　いっぽう blind 法（Notaras 法など）は慣れないと anoderm 損傷のリスクがあり，切開範囲も一定しない．

　open 法で定型的に内括約筋全層を切開することについては異論もあることと思われるが，経験の浅い術者でも安定した好成績があげられ，anoderm 損傷のリスクもほとんどないという 2 点を重視して，われわれの施設では open 法を推奨している．

　LSIS におけるトラブルとその対処法を表 4 に示す．

表 4　LSIS で生じるトラブルと対処法

過剰切開および切開不足
- open 法で直視下に内括約筋の全層を切開するようパターン化することで，切開範囲を一定に保つ．
- 内括約筋切開は歯状線の手前までにとどめる．

難治創
- 皮切部位を内外括約筋間溝から最低 5mm 離す．

膿瘍・痔瘻
- anoderm を損傷しないよう細心の注意をはらう．
  腰椎麻酔または仙骨硬膜外麻酔下に open 法を行えば，anoderm 損傷のリスクは低い．
  万一 anoderm を損傷した場合のことを考えて，原則として皮切部位は開放創としておく．

4-4 LSIS + 裂肛ドレナージ：
手術手順およびトラブル対策

▶手術手順

① LSIS の皮切
② 内括約筋の剥離
③ 内括約筋の切開
④ 裂肛の drainage 作成

▶特に注意すべきトラブルとその対策

肛門周囲膿瘍

手術手順❶　LSIS の皮切

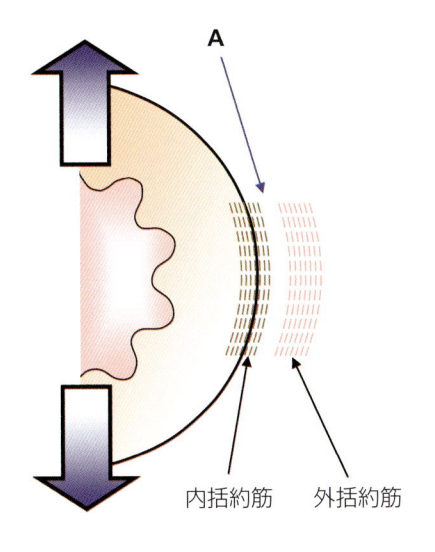

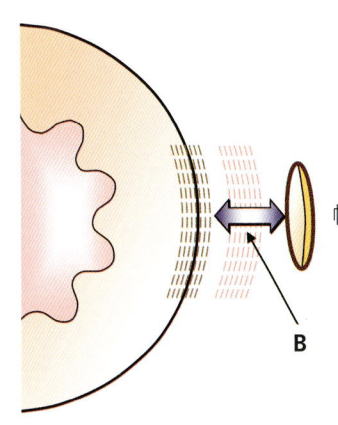

内外括約筋間溝を同定する．
ブレード型肛門鏡で強めに開いて触診すると，内括約筋がバンド状に触れる．
内外括約筋間溝はその外側の溝状のへこみとして同定できる（A）．
皮切部位は，内外括約筋間溝から最低 5mm 外側に離す（B）．

79

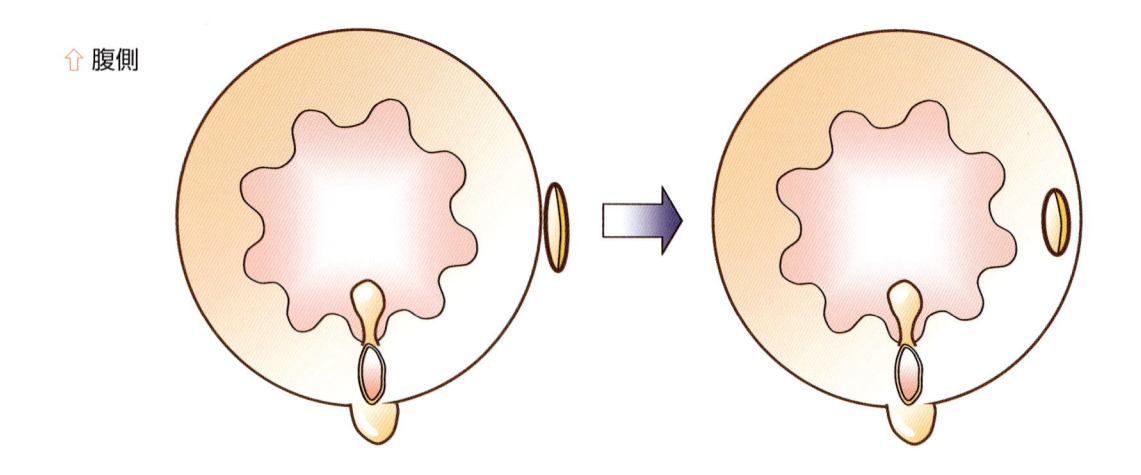

皮切部位が内側になりすぎると（左），麻酔が切れたとき（右）に肛門縁より内側に引き込まれる．

⇨難治創をつくってしまう．
　汚物が侵入して創感染のリスクも生じる．

手術手順❷　内括約筋の剥離

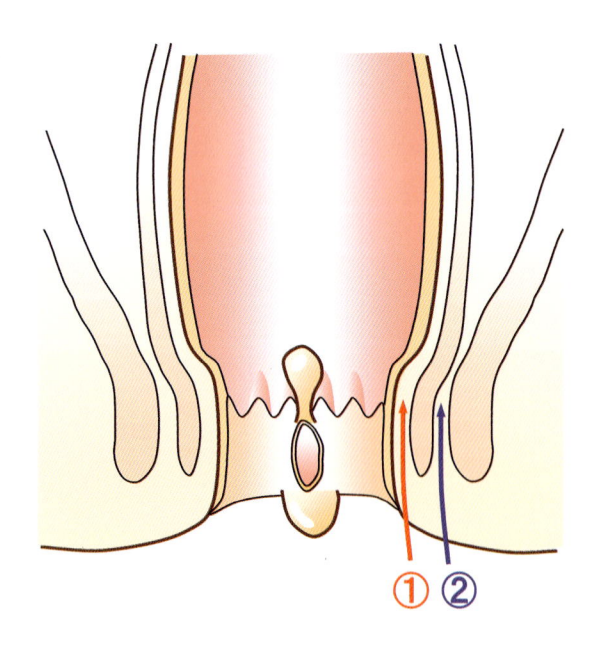

anodermと内括約筋の間および内括約筋と外括約筋の間をPean鉗子にて鈍的に剥離する．

anodermと内括約筋の間①を正確に剥離するのは容易だが……

内括約筋と外括約筋の間②（内外括約筋間溝）の剥離はときに不正確となり，筋層に分け入ってしまうことがある．

内外括約筋間溝の剥離を正確に行う手順を示す．

80

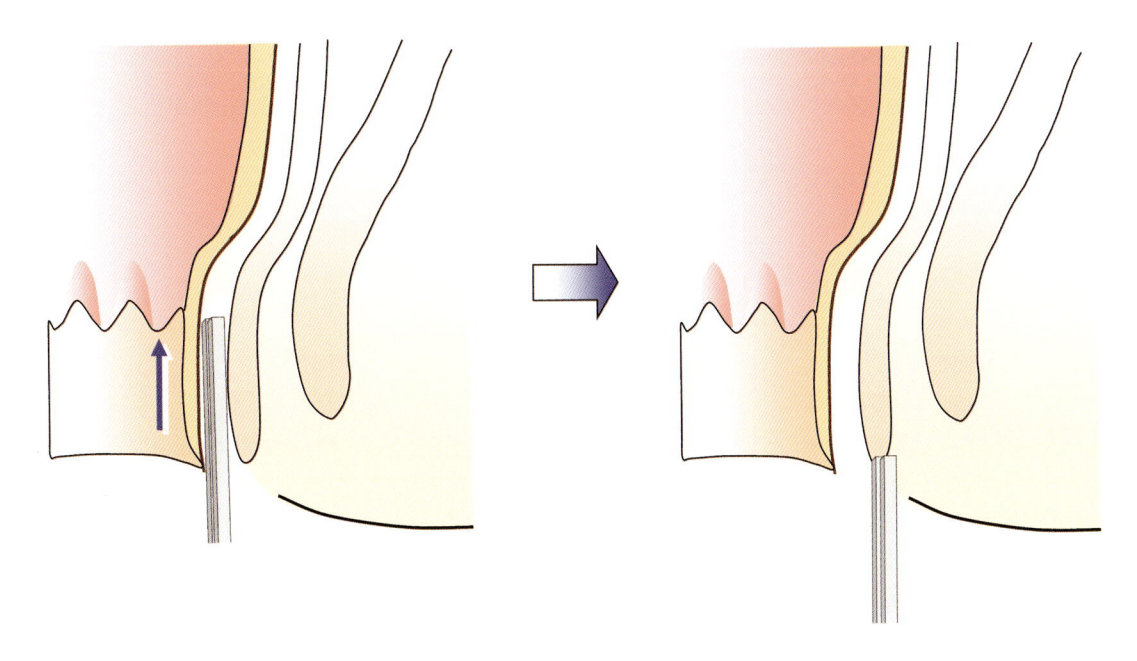

Part 4 | 慢性裂肛に対するLSIS＋裂肛ドレナージ

内括約筋とanodermの間を同定し（ここは容易に同定可能），Pean鉗子にて鈍的に剥離する．
剥離は歯状線を越えないようにする．

剥離が完了したら，鉗子の先端を内括約筋に軽く押し付けながら外側にずらしていくと……

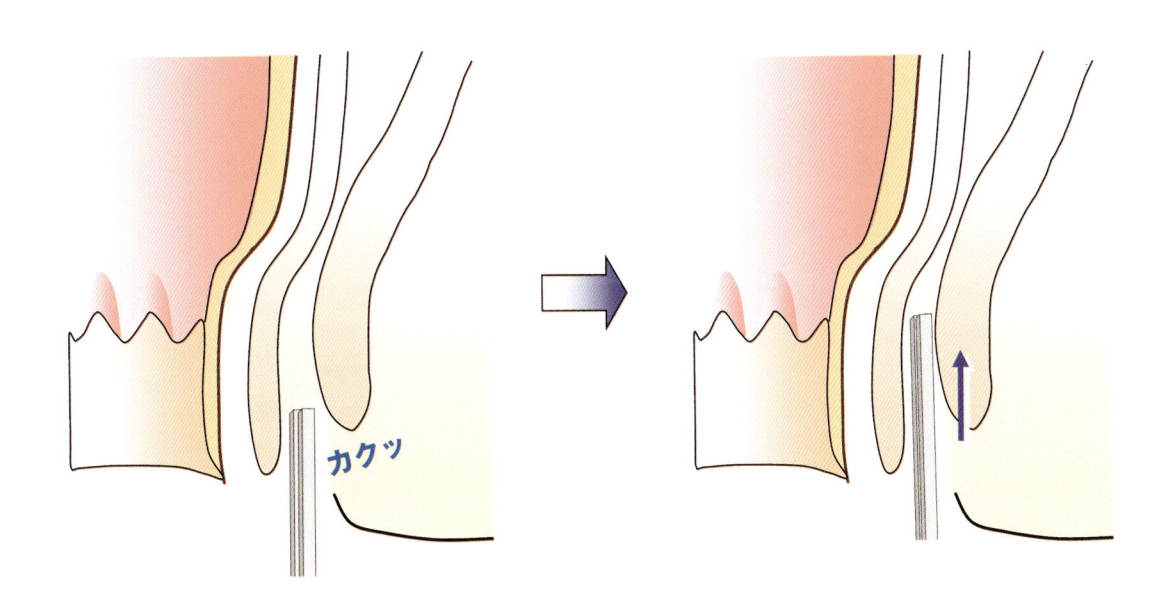

鉗子先端がカクッと落ち込むところがある．
ここが内外括約筋間溝．

内外括約筋間溝を同定できたら，そのまま剥離を鈍的に進めていく．

これで内括約筋と外括約筋の間が正確に剥離されることになる．

手術手順❸ 内括約筋の切開

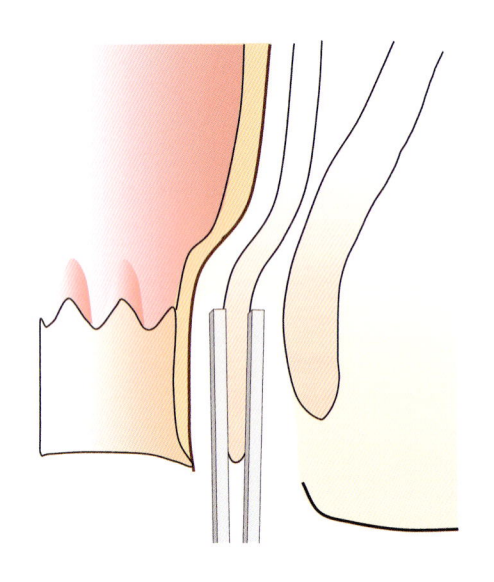

剥離した内括約筋を Pean 鉗子で把持する．

Pean 鉗子先端が歯状線を越えないようにする．

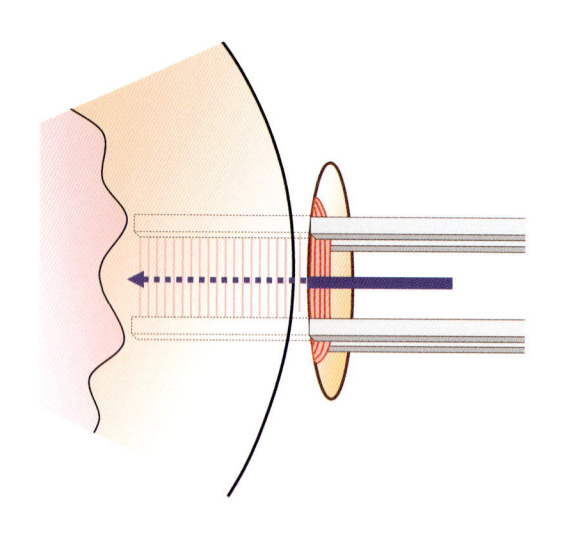

先程の Pean 鉗子から少し離れた場所で，もう1本の Pean 鉗子を用いて同様の操作を行い，2本の Pean 鉗子で内括約筋を把持する．

メッツェンバウム剪刀を用いて，2本の Pean 鉗子の中間で内括約筋を切開する．

内括約筋下縁～歯状線の間にある内括約筋全層が切開されることになる．

切開する部位は crypt（肛門陰窩）と crypt の間（青矢印）を狙う．

crypt の場所（赤矢印）で切開すると，anoderm に穴が開くことがある．

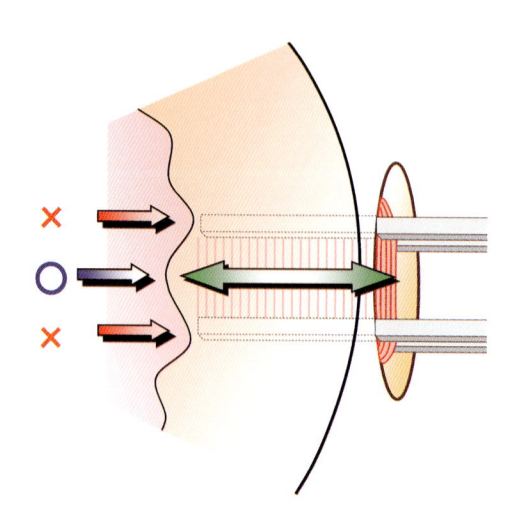

裂肛は anoderm にできる疾患なので，内括約筋切開による減圧は anoderm 領域だけ行えばよいことになる（緑矢印の範囲）．

これは「歯状線手前まで切開すればよい」ということと同じである．

歯状線より口側を超えて切開する意味はない．

逆に incontinence（便失禁）の原因となる．

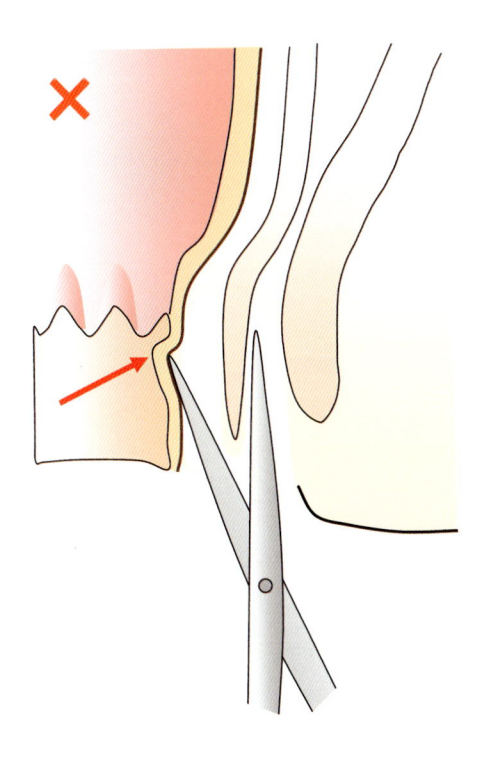

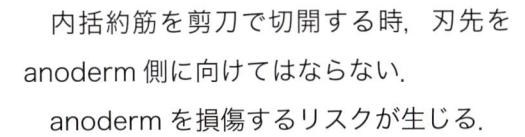

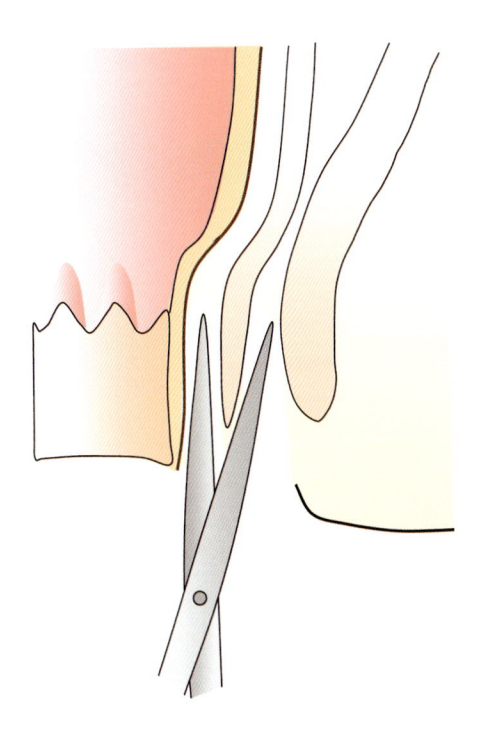

Part 4 慢性裂肛に対するLSIS＋裂肛ドレナージ

　内括約筋を剪刀で切開する時，刃先をanoderm側に向けてはならない．
　anodermを損傷するリスクが生じる．

　刃先はanodermの反対側に向けた状態で内括約筋を切開する．

手術手順❹　裂肛のdrainage作成

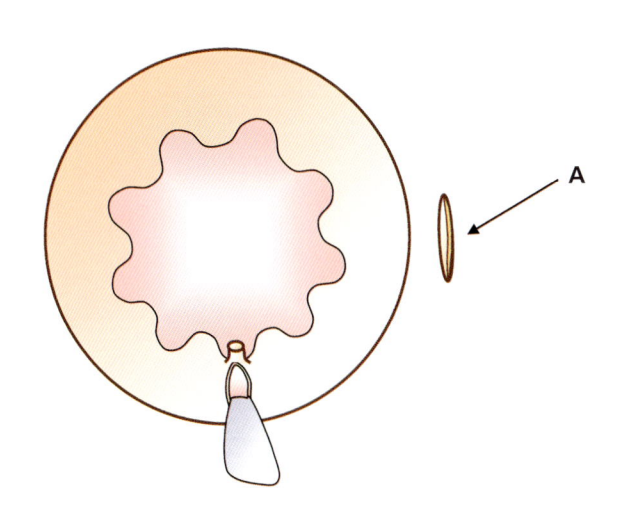

　皮切部位（A）は出血がコントロールできない場合を除いて縫合しない方針としている．

　万一anodermを損傷していた場合，皮膚を縫合していると広範囲の膿瘍を形成するリスクがあると考えているためである．

裂肛はdrainageを作成する．
肛門ポリープも同時に切除する．
ここでは肛門正中におけるdrainage形成の原則を守る必要がある（痔瘻の切開開放術，48頁参照）．
① 創を左右どちらかに寄せ，左右非対称の形にする．
② 十分な大きさを確保する．

▶裂肛 drainage 作成のポイント

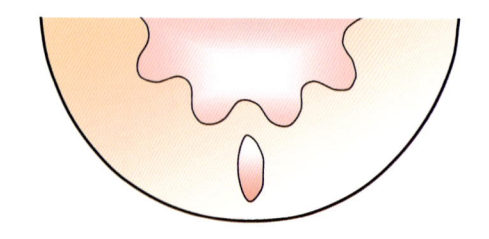

　深くない裂肛で，皮垂や肛門ポリープを伴わない場合には，裂肛には手をつけず LSIS だけで終了しても治る．

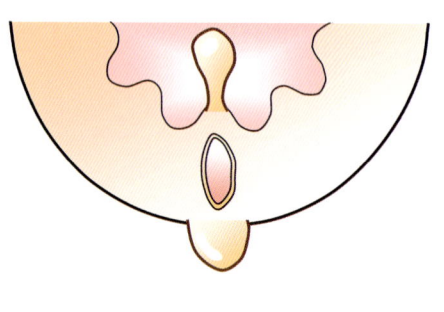

　深い裂肛で皮垂や肛門ポリープを伴う場合には，皮垂と肛門ポリープを切除し，裂肛の肛側に drainage を作成する．
　裂肛自体は切除せずに残す．

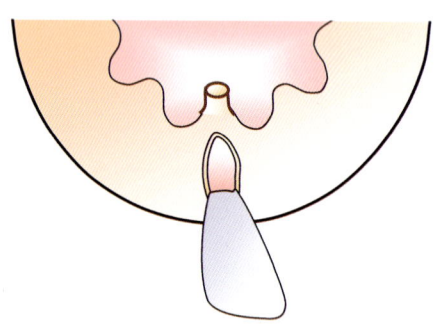

▶裂肛を切除しない方がよい理由

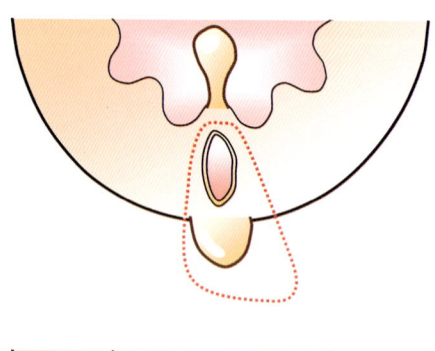

　裂肛を切除してしまうと，できた創がもともとの裂肛より幅広くなってしまう．（わざわざ元の裂肛より幅広い裂肛をつくるようなもの）

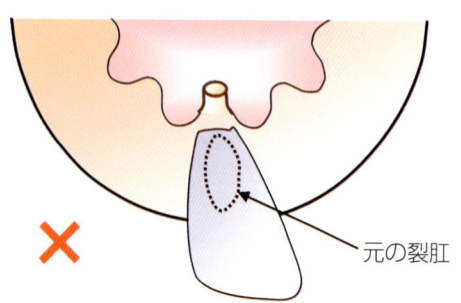

元の裂肛

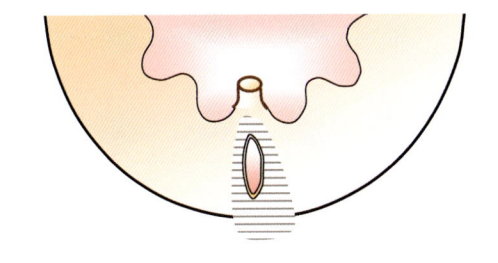

Part 4 | 慢性裂肛に対する LSIS ＋裂肛ドレナージ

　裂肛はもともと anoderm が不足気味になっている状態なので，裂肛を切除すると anoderm 不足にさらに追い討ちをかけることになる．

　よってこの状態だと治癒が遷延することになる．

　裂肛が治癒したとしても，anoderm が以前より不足しているので再び切れやすい状態になってしまう．

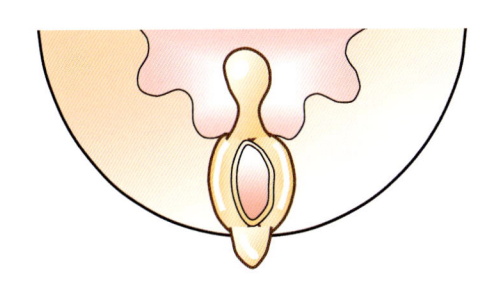

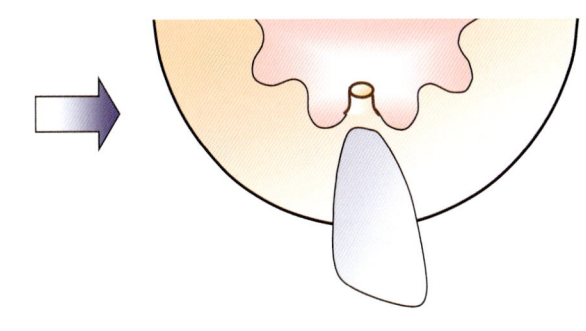

　裂肛を切除するのは，裂肛の潰瘍底が深く左右辺縁が器質化して硬く盛り上がっているような場合に限定している．

　このような場合に限って，裂肛左右の器質化した部位も合わせて取り除いている．

特に注意すべきトラブルとその対策

肛門周囲膿瘍

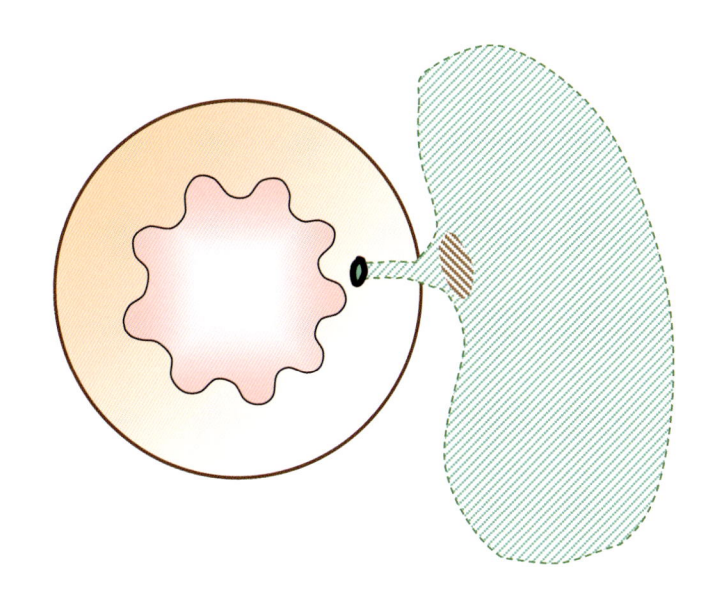

　まれに LSIS 部の近くに膿瘍を形成することがある．

　広範囲で重篤な膿瘍になりやすいので，この合併症だけは起こしてはならない．

▶膿瘍の発生機序

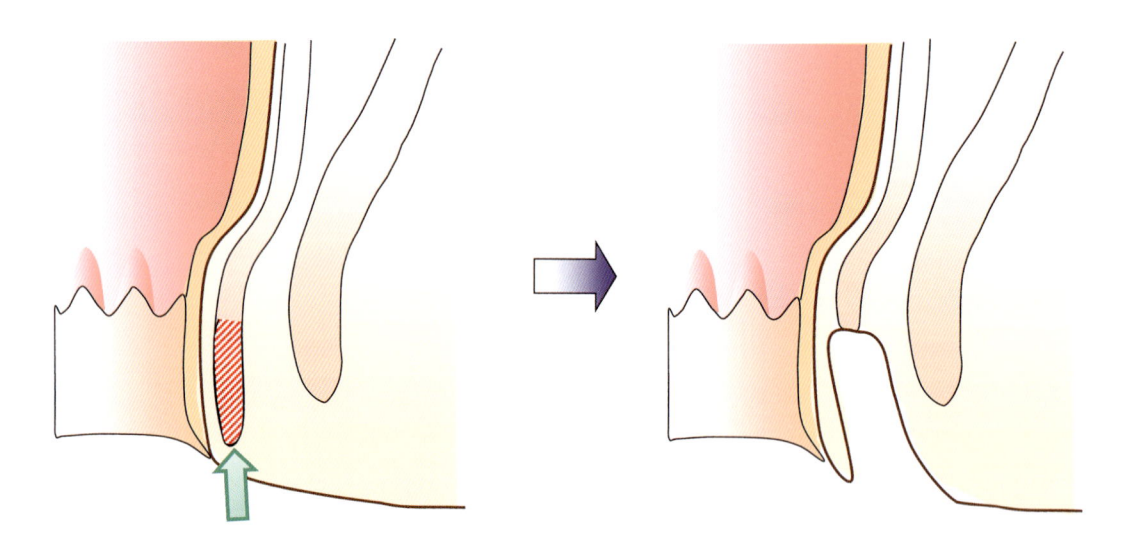

LSIS を行う際には，anoderm を損傷しないよう細心の注意が必要となる．

LSIS を行うと，内括約筋が切開されてそこにスペースができる．

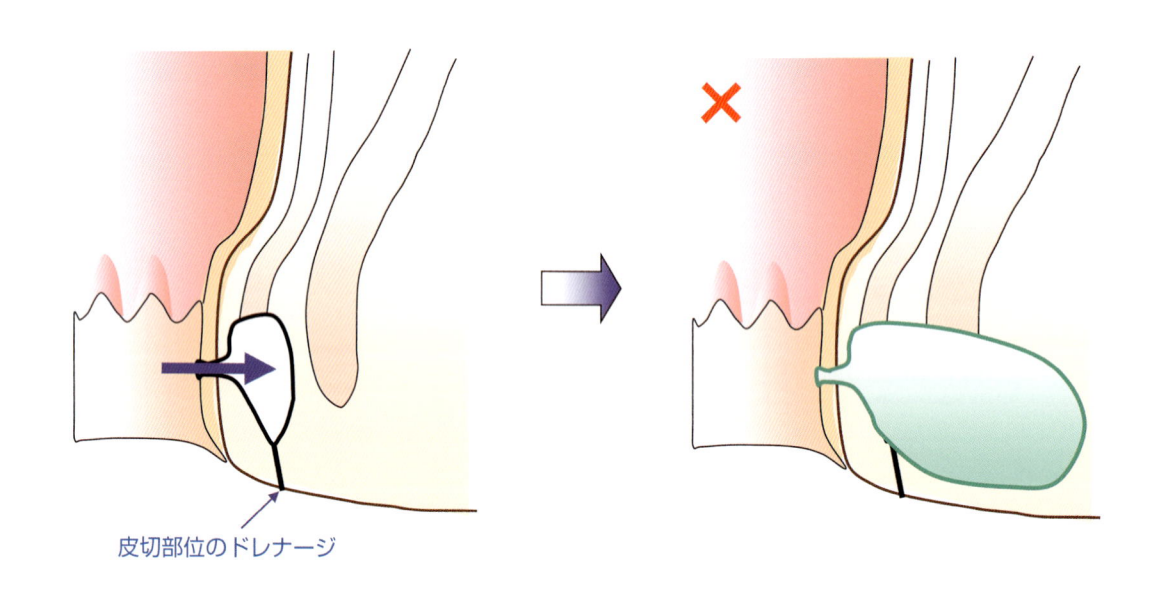

皮切部位のドレナージ

LSIS の操作時に anoderm を損傷してしまうと，そこから汚物が侵入することになる．

このとき皮切部位のドレナージが効いていないと……

汚物の逃げ場がないので広範囲の膿瘍をつくってしまう．
以上の理由より，

① anoderm を損傷しないこと
② 皮切部位のドレナージを効かせること

この 2 点が膿瘍予防のポイントとなる．

Part 4 | 慢性裂肛に対するLSIS＋裂肛ドレナージ

▶ anoderm を損傷したらどうするか？

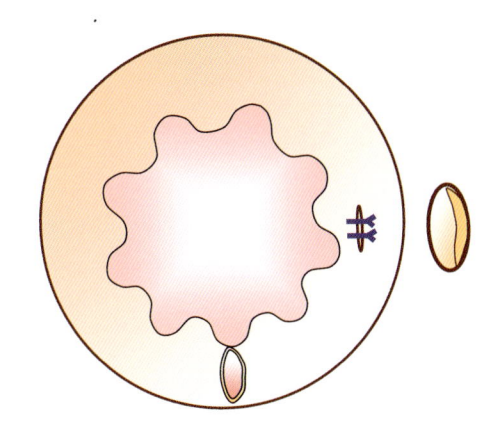

　わずかな anoderm の損傷であれば，損傷部位を縫合して皮切部位にドレナージを形成しておけば大丈夫．

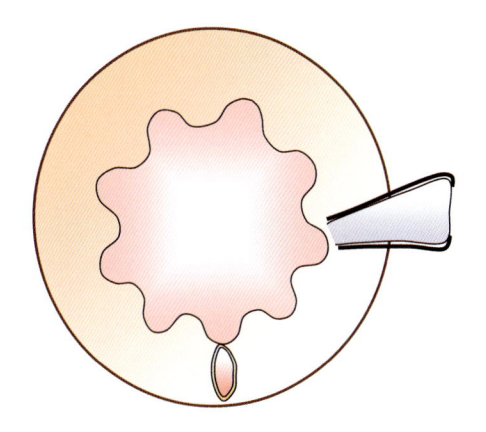

　広範な anoderm の損傷であれば，浅い痔瘻の手術に準じて Lay-open するしかないと考えている．

Part 5

肛門狭窄に対するSSG法

SSG：Sliding Skin Graft（皮膚弁移動術）

5-1 SSG法で生じるトラブルと対処法

SSG法で生じるトラブルと対処法を表5に示す．

表5　SSG法で生じるトラブルと対処法

縫合部位の破綻（＝再発）

縫合部位にtensionがかからないようにする．
そのためには皮膚弁を十分奥にslideさせる必要がある．
減張切開は縫合部位から1.2〜1.5cmくらい外側とする．遠すぎるとslideさせづらくなる．
皮膚弁の左右に放射状の線状切開を加えると，さらにslideさせやすくなる．

粘膜脱

直腸粘膜が肛側に牽引されないようにする．
口側は直腸粘膜と筋層に5〜7mm程度しっかり糸をかける．
肛側は皮膚のみ2〜3mm程度浅く糸をかける．これで結紮時に皮膚弁が奥に移動しやすくなる．
さらに縫合部位にtensionがかからないように，「縫合部位の破綻」の注意事項を遵守する．
また皮膚弁が必要以上に幅広いと，口側の粘膜が脱出しやすくなる．
皮膚弁の幅は，肛門の広さを2横指確保できる程度にとどめる．

瘢痕

減張切開を深くすると，瘢痕が生じる．
1箇所で深く切開するのではなく，浅く少しずつ切開して皮膚弁を移動させていく．
減張切開部位を縫合部位から離しすぎると深い切開になりやすいので注意．

5-2 SSG法：手術手順

▶手術手順

① 肛門の拡張
② 縫合
③ 皮膚弁の作成

手術手順❶ 肛門の拡張

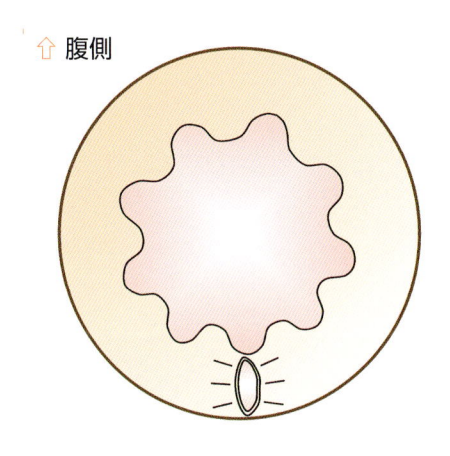

⇧ 腹側

この操作はブレード型肛門鏡（宇井式や隅越式など）を用いるとやりやすい．

肛門狭窄が強い場合には，まず有柄肛門鏡を挿入して肛門をある程度拡張してからブレード型肛門鏡に入れ替えればよい．

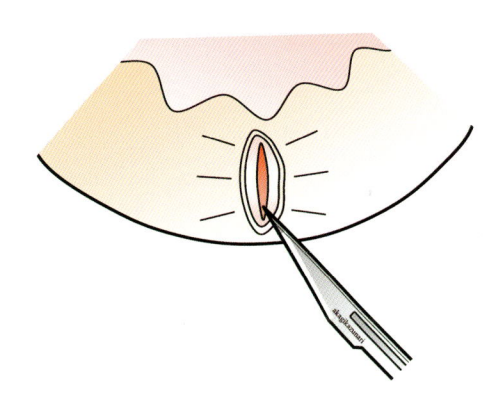

瘢痕化している場合には，ここに縦切開を加えると内括約筋が露出する．

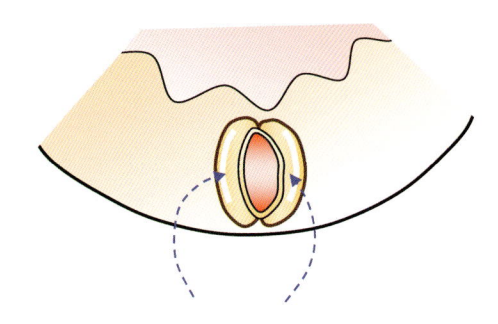

深い裂肛で内括約筋が露出しており，辺縁が硬く盛り上がっている場合には，この硬い組織を少しずつ切除してゆく．

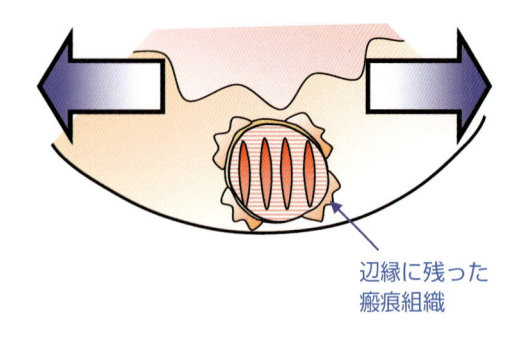

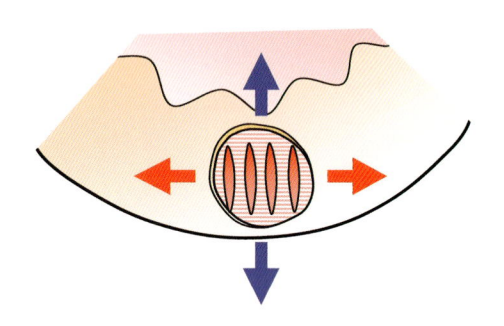

片手で把持したブレード型肛門鏡を強く広げてtensionをかけつつ，内括約筋を複数個所で乱切するように縦切開していく．
（1箇所で深く切り込まない）
　この操作で肛門が少しずつ広がってくる．
　2横指程度まで拡張したら終了．
　過剰に拡張するとincontinenceや粘膜脱の原因となる．

辺縁に残った瘢痕組織

辺縁に残った瘢痕組織は可及的に切除するが，切除しすぎると縫合すべき領域が大きくなりすぎて以下のような支障が起こるため，バランスを考えて過剰に切除しないように注意する．
　縦方向に切除しすぎると（青矢印）縫合が難しくなる．
　横方向に切除しすぎると（赤矢印）皮膚弁の幅が広くなりすぎる．

▶皮膚弁の幅が広すぎるとよくない理由

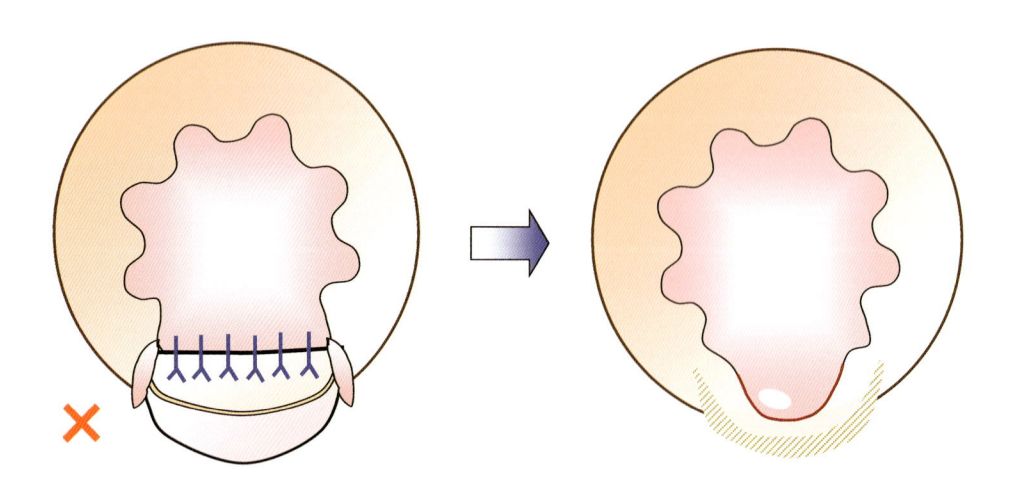

肛門を広げすぎたり，瘢痕を過剰に切除すると，幅広すぎる皮膚弁となってあとで口側の粘膜が脱出しやすくなる．
　（Whitehead anus と同じ理屈）

皮膚弁の幅は必要最小限（2横指が確保できる程度）にとどめておき，必要以上に幅広くしない．

手術手順❷ 縫合

断面図

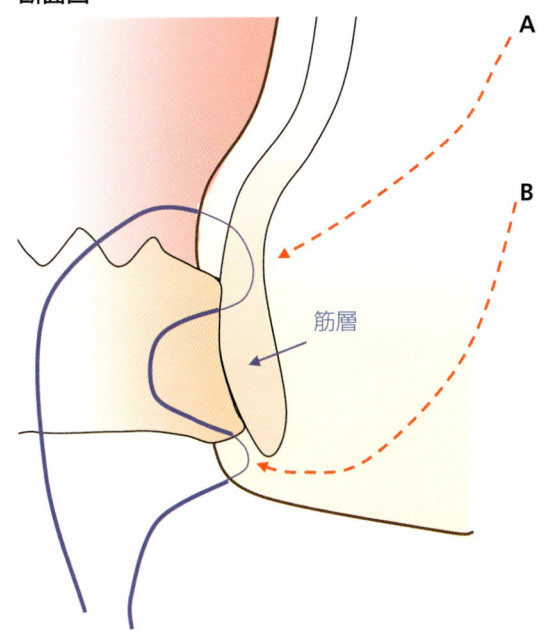

吸収糸で縫合閉鎖する．

　口側は直腸粘膜と筋層を 5 〜 7mm 程度しっかり糸をかける（A）．

　肛側は皮膚のみ 2 〜 3mm 程度浅く糸をかける（B）．

　こうすることで糸を結紮した時に肛側の皮膚が口側に slide する．

　口側と肛側に均等の深さで糸をかけてしまうと，糸を結紮した時に直腸粘膜が肛側に牽引されて直腸粘膜脱の原因となる．

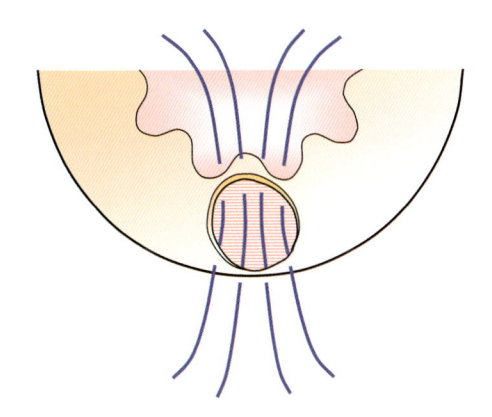

　糸をかけ終わったところ．

　縫合は通常 3 〜 4mm 間隔で 4 針程度行えば十分である．

　ここまでの操作は，ブレード型肛門鏡を挿入した状態で行う．

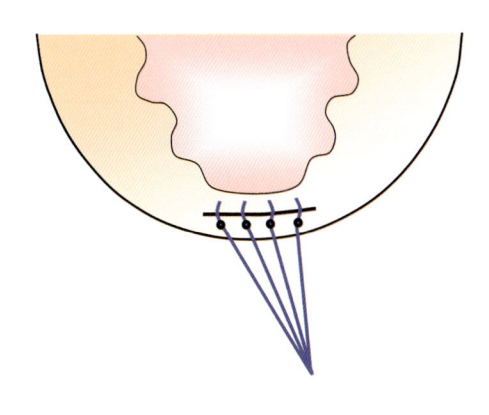

　糸をすべてかけ終わったら，ブレード型肛門鏡を外した自然な肛門の状態にして，かけた糸を結紮してゆく．

手術手順❸ 皮膚弁の作成

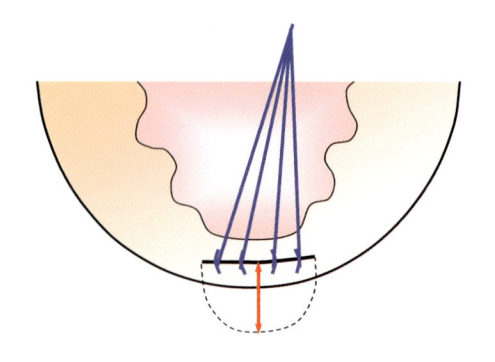

縫合部位の tension を解除するために，縫合部位の外側に弧状の減張切開を加えて皮膚弁を作成する．

この減張切開は深くならないように注意する．

この減張切開を行う場所（赤矢印）は，縫合部位から 1.2 ～ 1.5cm くらい離れた場所が適切．（肛門管の長さに合わせて調節する）

この減張切開の場所が遠すぎると（縫合部位から離れすぎると）皮膚弁が奥に slide しづらくなるため，縫合部位に tension がかかってあとで破綻するリスクが生じる．

この状態で皮膚弁を十分奥に slide させようと頑張ると，深い減張切開を余儀なくされて三日月型の瘢痕をつくってしまう．

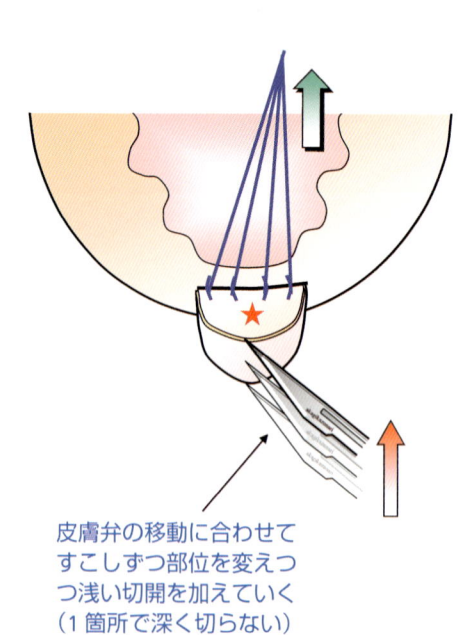

切開予定部位にエピネフリン加生食を打ち，糸を反対側に引っ張りつつ，尖刃メスで少しずつ皮膚を切開していく．

皮膚弁（★のところ）をガーゼで押さえて奥に押し込みつつ切開を加えると，皮膚弁の移動がやりやすい．

皮膚弁の移動に合わせて少しずつ部位を変えつつ浅い切開を加えていけば，1 箇所で深い切開を行って瘢痕をつくるのを回避できる．

皮膚弁の移動に合わせてすこしずつ部位を変えつつ浅い切開を加えていく（1 箇所で深く切らない）

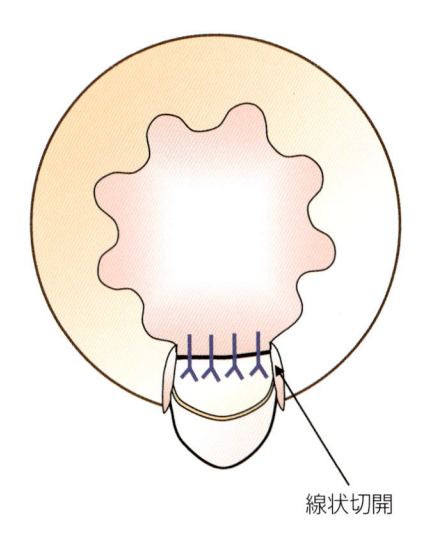

Part 5 | 肛門狭窄に対する SSG 法

皮膚弁の左右に放射状の線状切開を加えると，さらに slide させやすくなる．

操作が終了したら，以下の 2 点を確認する．

① 皮膚弁が十分 slide して肛門管の位置におさまっていること．
② 縫合部位にテンションがかかっていないこと．

術後に麻酔が切れた状態で観察すると，皮膚弁の端が外側からわずかに見える程度が適切．

皮膚弁が肛門縁より外側に明らかに露出しているようであれば，slide が不足しているということ．
⇨ 縫合部位が破綻するリスクが生じる．

線状切開

師匠の一言：裂肛・肛門狭窄

辻仲病院柏の葉 院長・理事長 **辻仲康伸**

裂肛は，保存的治療が奏功しなかった症例のみが手術の対象となる．

特に若い女性などの場合には，裂肛を繰り返していても症状は悪化していかないことがよくある．

このような場合にははじめから手術を勧めず，まず保存的治療を選択した方が良い．

本書で解説されている LSIS の open 法は安全かつ根治的な手法であり，ここでその手技の詳細を学ぶことができるであろう．

SSG は日本独自の移動弁形成術である．

欧米では V-Y 法，Y-V 法や house 型，S 型などの数々の形成術がある．

そのような視点から SSG の位置づけを認識しておくことも大切であろう．

Part 6

肛門周囲膿瘍に対する切開排膿術

6-1 肛門周囲膿瘍：切開排膿の適応

肛門周囲膿瘍は保存的治療では改善しない．
自壊して自然排膿しない限り，疼痛および腫脹は増悪していく．

よって全例が緊急切開排膿の適応となる．
抗生剤で経過観察するのは厳禁．

切開排膿術で生じるトラブルと対処法を表6に示す．

表6 切開排膿術で生じるトラブルと対処法

高位膿瘍の見逃し
ⅡLの膿瘍はまず見逃すことは無いが，ⅡHやⅢやⅣなどの高位の膿瘍は慣れないと高い確率で見逃してしまう．
強い肛門痛を訴えるのに原因がわからない場合，高位の膿瘍を強く疑う必要がある．
肛門エコーやCTを行うか，腰椎麻酔下に検索したほうがよい．

麻酔が効いていない
麻酔液を正確に皮下に浸潤させられないと，処置時に非常に痛い．
drainageが不十分となり膿瘍の再発をきたす．
事情が許すなら，慣れないうちはできるだけ腰椎麻酔下にやったほうが無難．

切開排膿後の再発
Pean鉗子を膿瘍腔内に挿入して広げ，十分排膿する．
drainage創を紡錘状に形成し，創が閉じないようにする．
広範囲の膿瘍ではdrainage setonを留置する．

周囲組織の損傷
直腸に示指を挿入し，膿瘍の範囲を確認しておく．
鉗子で膿瘍壁を穿破するときは少しずつ進めて，この膿瘍腔より奥に進めないようにする．
（一気に突き刺してはならない）

6-2 切開排膿術：手術手順

▶手術手順

① 麻酔法の選択
② 局麻時に注意すること
③ 切開の手順

手術手順❶ 麻酔法の選択

肛門周囲膿瘍の切開排膿を局所麻酔で行うと，どうしてもある程度の痛みは避けられない．

慣れないうちは，事情が許すかぎり腰椎麻酔で行ったほうが無難である．

▶われわれの施設における麻酔法の選択基準

・膿瘍が浅い場合（ⅡLの膿瘍の大半はこれ）
　⇨ 局所麻酔で行っている

・膿瘍がやや深い場所にある場合
・膿瘍が広範囲に広がっている場合
・恐怖心が強い場合
・肥満や緊張で視野がとりづらい場合
　⇨ 腰椎麻酔を選択したほうがよい

双手診にて膿瘍のタイプと範囲を確認しておく．

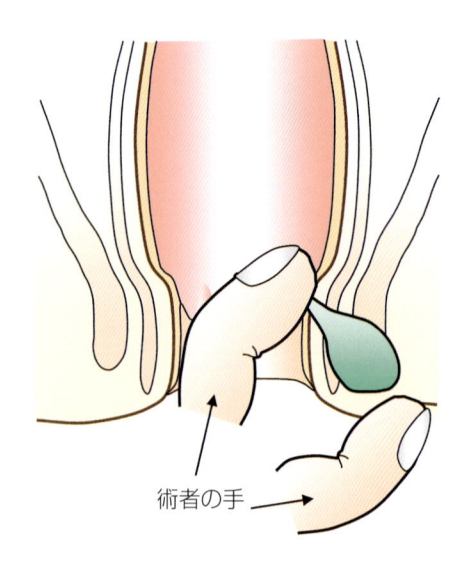

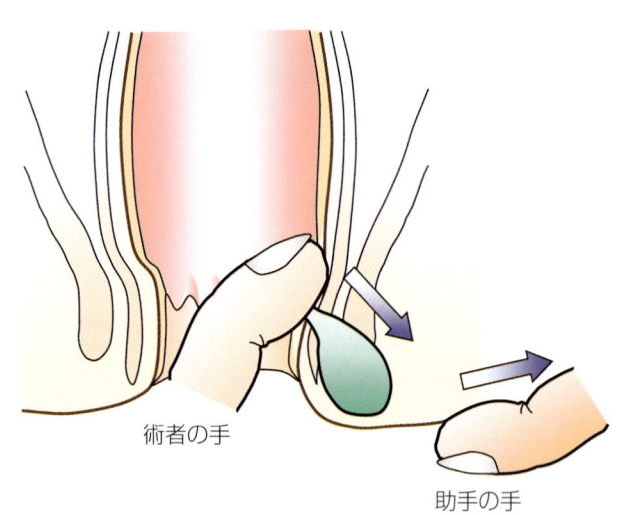

術者の手

切開を行う際には，挿入した示指で膿瘍を手前に引き付け，助手に肛門縁を外側に牽引させた状態で操作すると，良好な視野で排膿が行える．

術者の手

助手の手

手術手順❷ 局麻時に注意すること

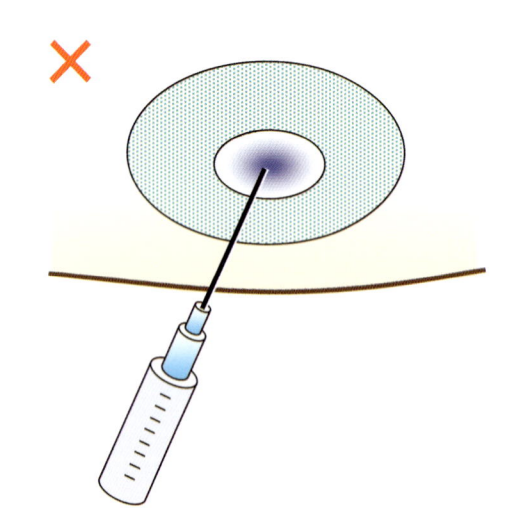

膿瘍に局麻薬を注入しても意味がない．

皮膚に麻酔が効いてないので無麻酔で処置するのと同じこと．

切開排膿時に非常に痛いし，drainage が不足して再度膿が貯留する．

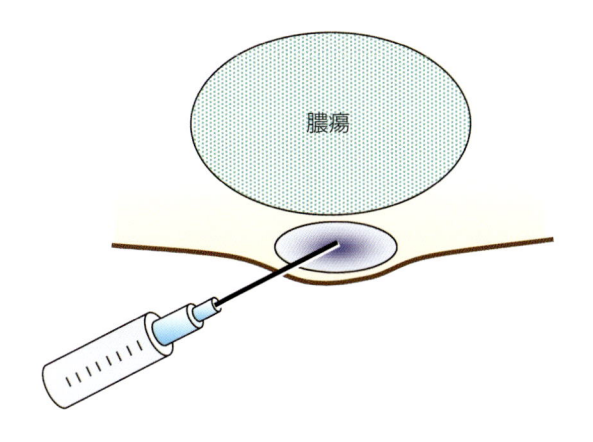

Part 6 　肛門周囲膿瘍に対する切開排膿術

　だから局麻薬は必ず皮下に注入し，薬液で皮下が膨隆してきたのを確認してから切開を行う必要がある．

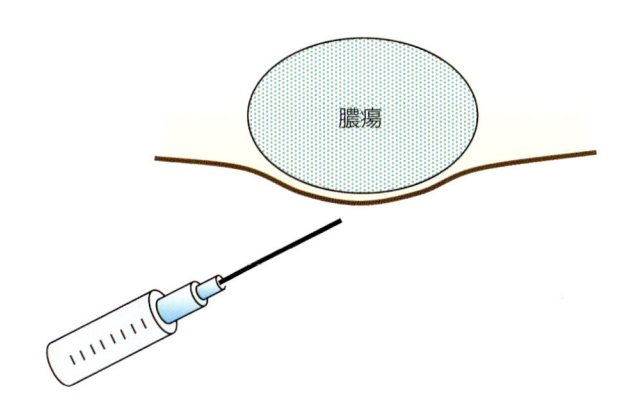

　膿瘍が浅い位置まで迫っており，皮膚が薄くなっている場合には，皮下に局麻薬を注入できない．

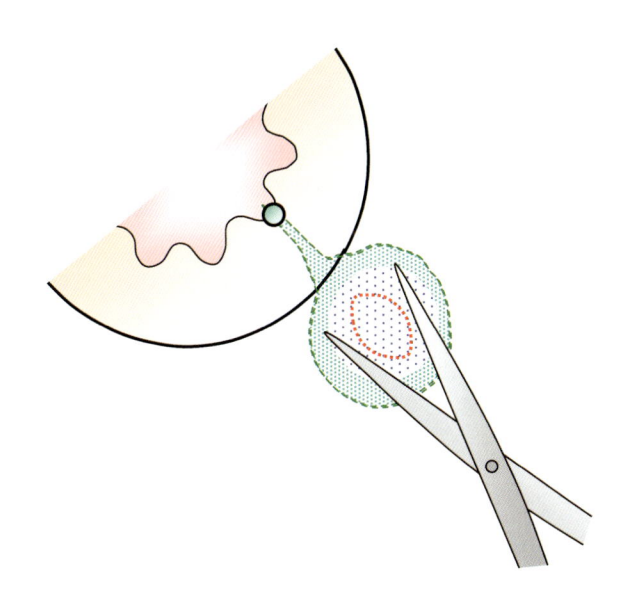

　このような場合には，冷却スプレー（スポーツ用で可）を噴射して膿瘍直上の皮膚を凍らせる．

　その瞬間に剪刀で皮膚を紡錘状に削ぎ落とすか，尖刃メスで切開すればよい．

　比較的容易に目的を達することができる．
（皮膚が薄くなっている場合限定）

　またこの冷却スプレーは，局麻時の疼痛を緩和するのにも利用できる．

手術手順❸ 切開の手順

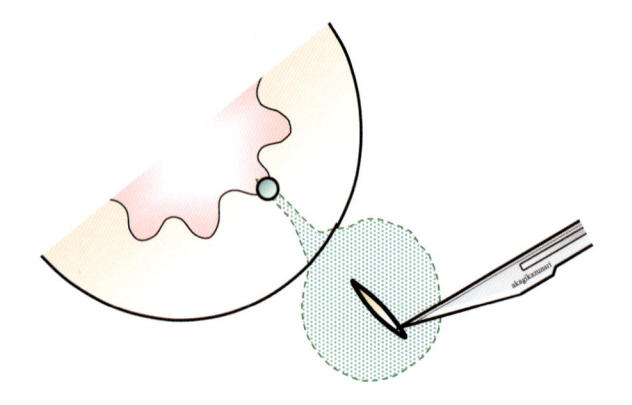

　麻酔を終えたら，尖刃メスで膿瘍の中心に放射状の切開を加える．

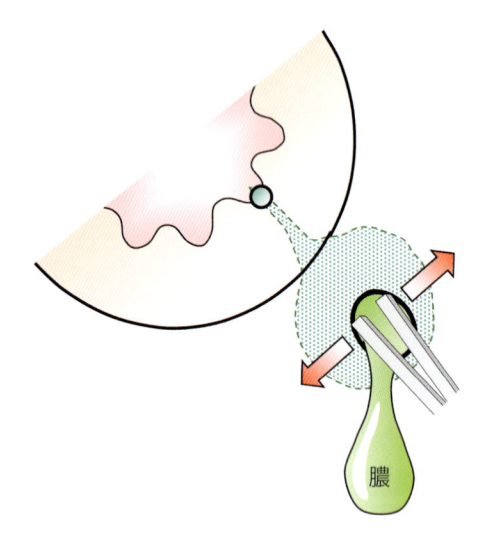

　膿が流出したら pean 鉗子で創を広げて十分に排膿する．
　皮下に局麻薬が浸透していないとこの広げる操作のときに非常に痛がるので，メスの切開だけで終わってしまう．
　⇨ drainage が不足して再度膿が貯留する．

　pean 鉗子で操作するときは，膿瘍腔より奥に進めないようにする．
　一気に突き刺すと奥の筋肉を損傷するリスクが生じる．

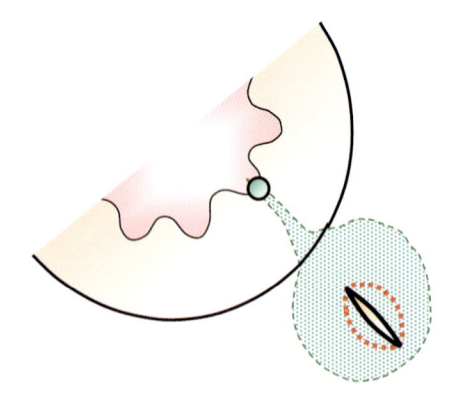

　直線状の創ではすぐに皮膚がふさがって再度膿貯留をきたす原因となる．

　創縁を追加切除し，左右がくっつかない紡錘状の形に形成しておく．

　皮下に局麻薬が浸透していないとこの操作も満足に行えないことになる．

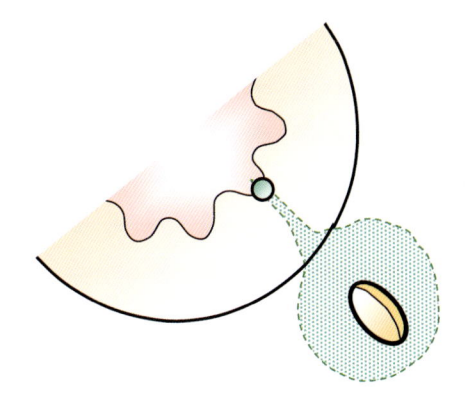

Part 6 肛門周囲膿瘍に対する切開排膿術

ガーゼパッキングは不要である．
無用なパッキングは排膿を阻害してしまう．

局麻日帰りで処置を行った場合には，15分後くらいに止血を確認して帰宅させる．

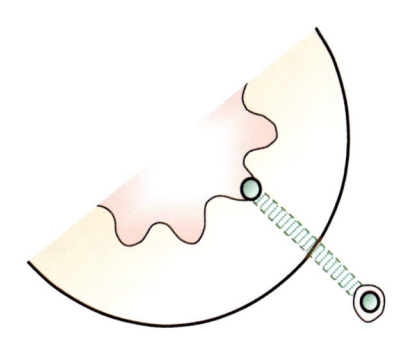

多くの場合後日痔瘻の瘻管が完成する．

この場合あらためて痔瘻の根治手術が必要となる．

痔瘻の根治手術は，切開排膿を行ってから1カ月以上間をあけて行ったほうがよい．
（理由は後述）

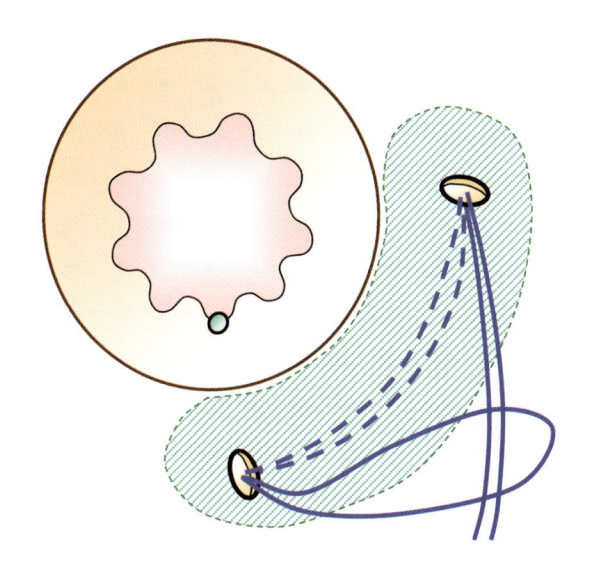

広範囲の膿瘍であれば，複数箇所切開してpenrose drainやvessel tapeを留置しておく．

ここでは馬蹄状に広がるIII型の膿瘍を示す．

排膿後1週間くらい待って創を観察する．
完全に排膿されており，炎症が消失したのを確認できれば，drainを抜去してよい．

▶ 膿瘍の時期に痔瘻根治手術を行ってもよいのか？

　膿瘍を切開排膿すると，多くの場合のちに痔瘻となるので，後日あらためて痔瘻の根治手術が必要となる．

「膿瘍の時期に痔瘻根治手術を行ってしまえば，一度の手間で済むのではないか？」とだれもが考える．

　でもそれはやらないほうがよい．
　その理由は……

　膿瘍の時期だと，一次口がわからないケースがほとんど．
　一次口から膿が流出していれば同定できるが，その確率は低い．
　一次口を確実に処理しないと，痔瘻は治らない．

　また膿瘍期には炎症が周囲組織に波及しているため，この時期に痔瘻根治手術を行うと侵襲が過剰になりやすい．

　以上の理由から，膿瘍の時期に痔瘻根治手術は行わないほうがよい．
　われわれの施設では，切開排膿を行ってから1カ月程度待ち，痔瘻の瘻管が形成されたのを確認してからあらためて痔瘻根治手術を行うようにしている．

Part 7

血栓性外痔核に対する血栓切除術

7-1 血栓性外痔核の切除適応

血栓切除の適応は，一般に以下のようなものとされている．

① 血栓が大きくて痛みが強い場合
② 薬をしばらく（2〜3週間が目安）使っても改善しない場合
③ 表面が破れて多量の出血が起こっている場合

ただし，いくら適応があっても十分な同意を得ないまま血栓を切除してしまうと，「いきなり切られた」とあとでクレームがくることがある．

だから切除適応がある血栓の場合であっても，「私は切除したほうがよいと思いますがどうしますか？」という具合に，まずは患者本人に切除するかどうかを決めさせる形をとっている．

本人が切ってほしいと希望しなければ，いくら重症で切除したほうがよさそうな血栓であっても，切除することはない．

このような場合には保存的治療では改善しないので，結局また数日後に「やっぱり切ってください…」と言って来院してくる．

血栓切除で生じるトラブルと対処法については，表7に示す．

表7 血栓切除で生じるトラブルと対処法

術後の腫れ
　ある程度皮膚も含めて切除する．
　血栓だけ摘出して皮膚を全部残すと腫れやすい．

難治創
　肛門縁より奥のanoderm（肛門上皮）に切り込まない．

術後の嵌頓痔核
　血栓を切除する前に，できれば肛門鏡を挿入して痔核の有無を把握しておく．
　容易に脱出してくるような痔核があれば，血栓切除は行わないほうが安全．

7-2 血栓切除術：
手術手順およびトラブル対策

▶ **手術手順**

① 局麻時に注意すること
② 血栓切除のポイント

▶ **特に注意すべきトラブルとその対策**

左右が腫れる
難治創
血栓切除後に生じる嵌頓痔核

手術手順❶ 局麻時に注意すること

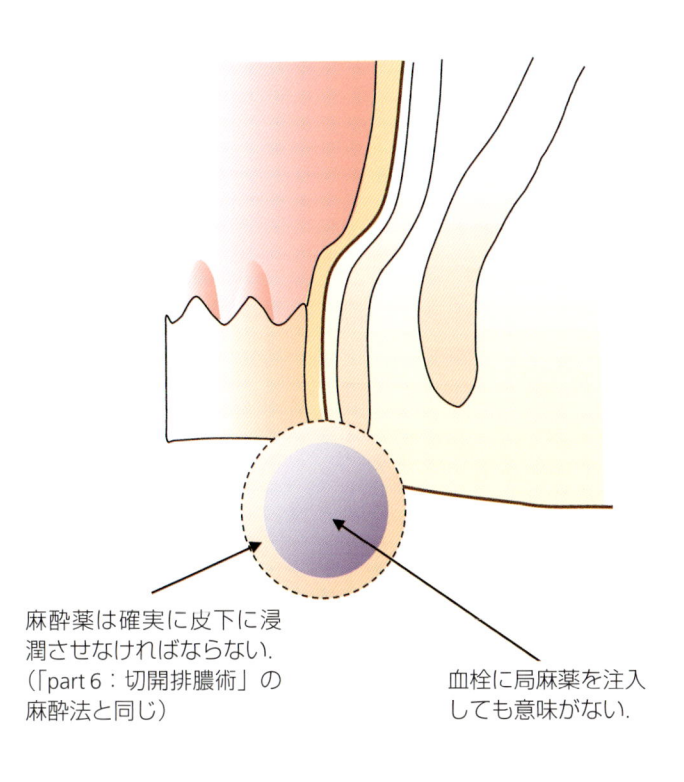

血栓切除は局所麻酔下に行う．
ただし以下のような場合には腰椎麻酔下に行うこともある．

・肥満や緊張で視野がとりづらい場合
・巨大な血栓で局麻下の処理が難しい場合

局所麻酔下に血栓切除を行う場合，図に示すように皮下に薬液を浸潤させ，皮下が薬液で膨隆したのを確認してから切除操作に移る．

麻酔薬は確実に皮下に浸潤させなければならない．
（「part 6：切開排膿術」の麻酔法と同じ）

血栓に局麻薬を注入しても意味がない．

手術手順❷ 血栓切除のポイント

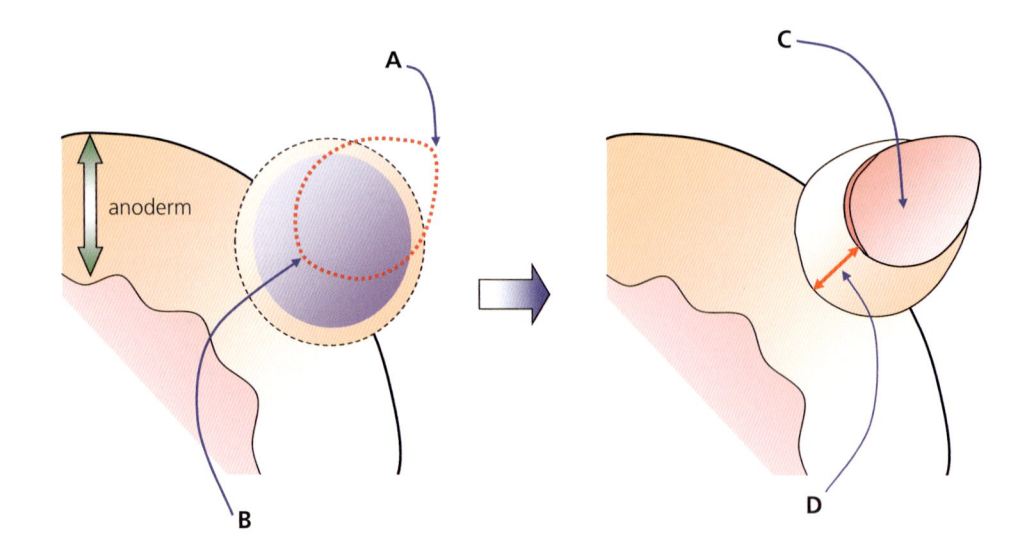

血栓の外縁より少し外側から皮切を開始し，drainage を確保する（A）．
肛門縁より奥の anoderm（肛門上皮）に切り込んではならない（B）．
血栓を摘出する．左右の皮膚もある程度幅をもたせて切除しておく（C）．
血栓はすべて摘出するが，肛門縁より奥の皮膚成分は残す（D）．

15 分後くらいに止血を確認して帰宅させる．

特に注意すべきトラブルとその対策

左右が腫れる

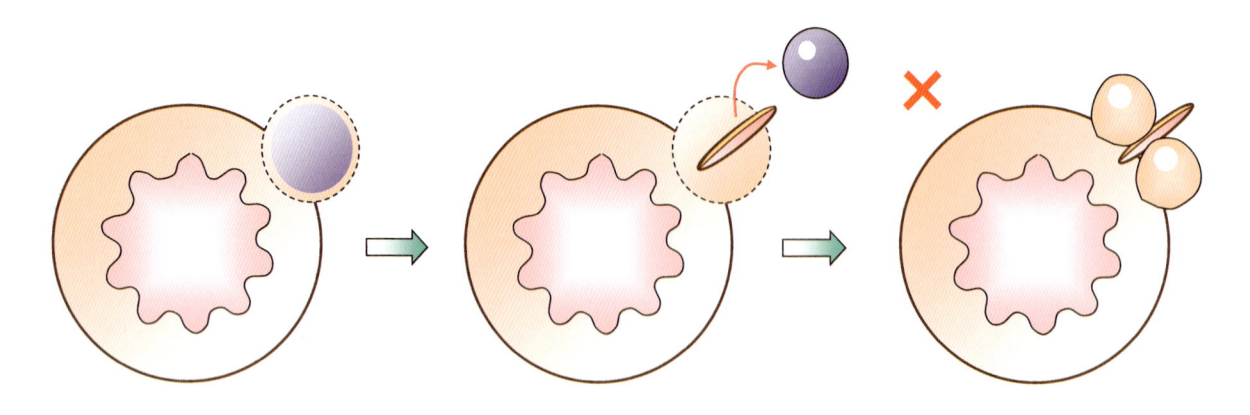

直線状に切開して血栓だけ摘出すると，創の左右に残った皮膚成分が術後に腫れることが多い．特に血栓ができて間もない時期（当日や翌日）に血栓切除を行うと，この腫れが起こりやすい．血栓自体は治っているが，皮膚成分が腫れているので「切ったのにまだ腫れている」と不満を抱かれることがある．

⇨ 血栓を切除する際には，左右の皮膚もある程度含めて切除したほうがよい．

特に注意すべきトラブルとその対策

難治創

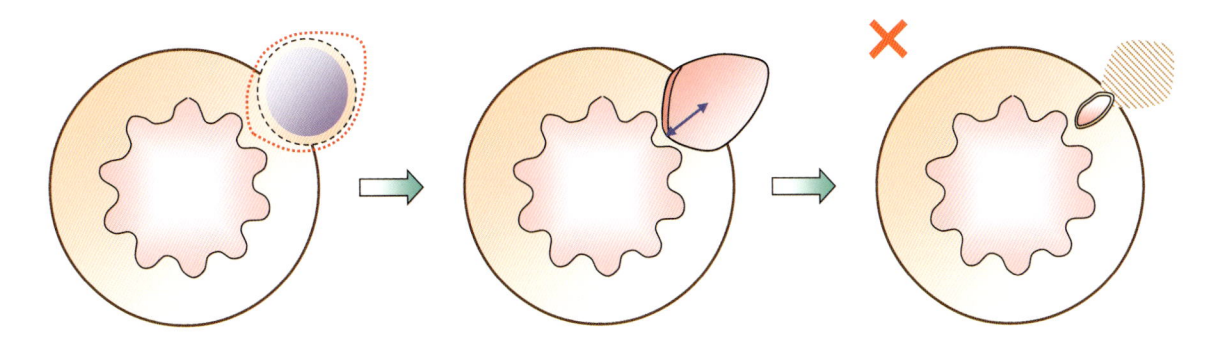

肛門縁より奥の anoderm（肛門上皮）に切り込んでしまうと，難治創をつくることがある．
⇨ 肛門縁より奥の anoderm（肛門上皮）に切り込んではならない．

特に注意すべきトラブルとその対策

血栓切除後に生じる嵌頓痔核

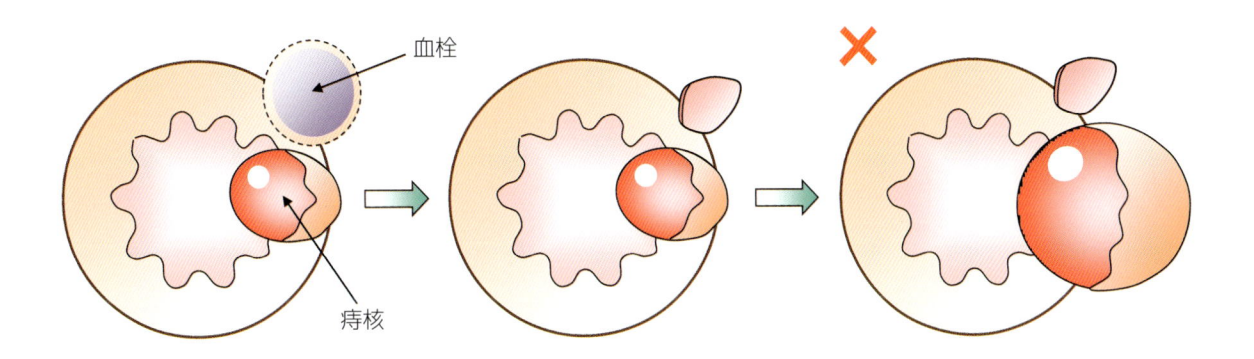

痔核があるのを見落として血栓を切除してしまうと，痔核が刺激で大きく腫れあがり，術後に嵌頓痔核をつくってしまうことがある．

血栓を切除する前に，可能であれば肛門鏡を挿入し，痔核の有無をチェックしておく．容易に脱出してくるような痔核があれば，血栓切除は行わない方が安全である．

ただし痛みが強く肛門鏡が使えない場合も多いので，このような場合には観察不十分なまま血栓切除に踏み切らざるを得ないこともある．

【本稿で使用された図の一部は、以下に掲載されたものを転載した】

・赤木一成,辻仲康伸:痔核の最新外科的治療 ─辻仲病院痔核手術マニュアル─.
　外科治療,2011;105:23-36.
　(Part1 で使用)

・赤木一成、辻仲康伸:肛門周囲膿瘍・痔瘻・裂肛根治術.
　digestive surgery now 直腸・肛門外科手術,メジカルビュー社,2009;p145-165.
　(Part2, Part3, Part4, Part5 で使用)

・赤木一成:seton 法・切開開放術.
　大腸肛門病ハンドブック,医学書院,2011;p90-107.
　(Part2, Part3 で使用)

・赤木一成,辻仲康伸,浜畑幸弘:seton 法の締めなおしを容易に行い,かつ難治化を予防する留置ストッパーの工夫.
　日本大腸肛門病学会誌,2011;64:254-256.
　(Part3 で使用)

・赤木一成,辻仲康伸:裂肛に対する LSIS ─トラブルから学んだ教訓とわれわれの LSIS マニュアル─.
　臨床肛門病学,2010;2:110-114.
　(Part4 で使用)

索 引

遺残膿瘍 ……………… 56
一次口 ………………… 45
外痔核 ………………… 10
括約筋温存術 ………… 43
嵌頓痔核 ……………… 106
原発巣 ………………… 74
減張切開 ……………… 94
肛門陰窩 ……………… 82
肛門縁 ………………… 72
肛門ポリープ ………… 84
再発 …………………… 7
ジャックナイフ体位 … 8
歯状線 ………………… 10
締め直し ……………… 56
出血 …………………… 7
ストッパー …………… 66
寸止めseton法 ………… 72
筒型肛門鏡 …………… 9
内外括約筋間溝 ……… 79
内外痔核 ……………… 10
内括約筋 ……………… 16
内痔核 ………………… 10
難治化 ………………… 56
難治創・狭窄 ………… 7
二次口 ………………… 45

ネラトンカテーテル … 66
粘膜脱 ………………… 90
膿瘍・痔瘻 …………… 7
腫れ …………………… 7
半閉鎖 ………………… 21
瘢痕 …………………… 7
皮下外括約筋 ………… 14
皮垂 …………………… 84
ブレード型肛門鏡 …… 9
有柄肛門鏡 …………… 91
blind法 ………………… 78
bridge ………………… 25
counter traction ……… 18
crypt …………………… 45, 82
drainage ……………… 14
lay-open法 …………… 43
loose seton …………… 70
open法 ………………… 78
pedicle ………………… 16
semiclose ……………… 21
seton法 ………………… 43
skin tag ……………… 25
tight seton …………… 70
tonus ………………… 26
vessel tape …………… 70

■著者プロフィール
赤木一成
辻仲病院柏の葉　肛門外科部長・骨盤臓器脱センター長

〈略歴〉

昭和43年生まれ．

平成6年九州大学卒．同第二外科（消化器・総合外科）入局．

九州大学第二外科（大腸肛門病研究室）および関連病院を経て，平成14年より大腸肛門病センター辻仲病院に所属．

平成19年～平成22年の間，東京分院のアルト新橋クリニック院長．

平成23年より辻仲病院柏の葉・肛門外科部長．

平成24年より骨盤臓器脱センター長兼任．

〈専門領域〉

①骨盤底領域の外科．特に直腸肛門疾患と骨盤臓器脱（子宮脱・直腸脱・膀胱瘤・直腸瘤）の手術．
　術者としての手術経験数：5000例以上．

②無痛大腸内視鏡．〔著書：『行列のできる患者に優しい"無痛"大腸内視鏡挿入法』（中外医学社）〕
　大腸内視鏡の経験数：10000例以上．

〈監修サイト〉

大腸肛門病を徹底解説：「よくわかる大腸肛門科」

よくわかる
肛門外科手術マニュアル　©

発　行	2011年10月20日　初版1刷
	2014年7月20日　初版2刷
著　者	赤木　一成（あかぎかずなり）
	辻仲　康伸（つじなかやすのぶ）
発行者	株式会社　中外医学社
代表取締役	青木　　滋
	〒162-0805　東京都新宿区矢来町62
電　話	(03) 3268-2701 (代)
振替口座	00190-1-98814番

印刷・製本／横山印刷（株）　　＜KS・SH＞
ISBN978-4-498-04340-4　　Printed in Japan

JCOPY　＜(株)出版者著作権管理機構　委託出版物＞
本書の無断複写は著作権法上での例外を除き禁じられています．複写される場合は，そのつど事前に，(社)出版者著作権管理機構（電話 03-3513-6969，FAX 03-3513-6979，e-mail: info@jcopy.or.jp）の許諾を得てください．